HANS HOPF

FLÜCHTLINGS-KINDER gestern und heute

Eine Psychoanalyse

KLETT-COTTA

FSC
www.fsc.org
MIX
Papier aus verantwortungsvollen Quellen
FSC® C014889

Klett-Cotta
www.klett-cotta.de

Printed in Germany
Cover: Rothfos & Gabler, Hamburg
unter Verwendung eines Fotos von bpk (historisches Foto) und ullstein bild – snapshot-photography/B. Shamlo (Syrische Flüchtlingskinder in Arbat, Irak)
Fotos: Das Bild auf S. 35 vom Güterzug aus Teplitz mit freundlicher Genehmigung von Karl Hermann Völker. Alle anderen Bilder mit freundlicher Genehmigung des Vorsitzenden des Heimatgeschichtlichen Arbeitskreises Ebelsbach, Roland Meyer
Gesetzt von Kösel Media GmbH, Krugzell
Gedruckt und gebunden von Friedrich Pustet GmbH & Co. KG, Regensburg
ISBN 978-3-608-96097-6

Bibliografische Information der Deutschen Nationalbibliothek
Die Deutsche Nationalbibliothek verzeichnet diese Publikation in der Deutschen Nationalbibliografie; detaillierte bibliografische Daten sind im Internet über http://dnb.d-nb.de abrufbar.

FÜR GISELA

»Traumatisierte Menschen sind aus der Welt gefallen und das ist auch der Grund, weshalb jede Kultur den Individuen Mittel zur Verfügung stellen muss, um sie wieder in ihre Welt zurückzuholen.«
Mario Erdheim, Psychoanalytiker und Ethnologe

»Ich bin auf der Flucht. Ich fühle mich sehr traurig. Es herrscht Krieg, ich und andere Kinder sind geschlagen worden. Ich habe viel Blut am Körper. Zwei Kinder sitzen am Wegesrand, ich möchte ihnen helfen. Ich frage die beiden: Wo ist denn eure Familie? Die Kinder antworten: Die sind tot.
Ich denke: Ich bin nicht schuld.
Ich frage mich: Wieso gibt es so viel Hunger?
Ich frage andere Menschen: Bitte helft! Bitte helft!«
Traum des Mädchens Amal aus Somalia

INHALTSVERZEICHNIS

VORWORT UND DANK

Meine Kindheit beginnt mit Krieg, Vertreibung und Flüchtlingslager. Die Ereignisse jener Zeit haben sich tief in meine Seele eingebrannt. Die Folgen waren furchtbar. Während meiner Kindheit und Jugend litt ich unentwegt an seelischen Störungen, bis ins Erwachsenenalter.

Heute kommen wieder Flüchtlinge nach Deutschland. Ich werde mit dem Leid von Erwachsenen konfrontiert, vor allem jedoch mit der Not vieler Kinder. Mit traurigen Augen sehen sie mich aus Zeitungen, Illustrierten, während der Nachrichten an und erinnern mich an die eigene Kindheit.

Das Bild des kleinen syrischen Jungen, der ertrunken am Strand von Bodrum liegt, kann ich nie mehr vergessen. Der dreijährige Ailan wurde zum Sinnbild für eine »an Land gespülte Unmenschlichkeit«. Welche Gefahren haben diese Menschen auf sich genommen, um Not und Elend zu entfliehen. Ich sehe Ähnliches wie damals: Menschen auf der Flucht, Massenunterkünfte, traumatisierte Erwachsene und Kinder. Vor allem erschrecken mich die aufkommende Feindseligkeit gegenüber diesen leidenden Menschen, die Kälte und der Hass, wie auch wir sie damals erfahren haben.

In Gesprächen mit dem Lektor Dr. Heinz Beyer entwickelte sich die Grundidee zu diesem Buch. Ich erinnere mich an meine Kindheit und meine Traumatisierungen. Ich bin auch Psychotherapeut und betrachte die heutige Situation aus therapeutischer Sicht. Ich will nachzeichnen, welche Ähnlichkeiten es gibt und worin die Unterschiede zu damals bestehen.

Einige Menschen haben mich bei der Gestaltung dieses Buches sehr unterstützt. Ihnen möchte ich an dieser Stelle Dank sagen. Meine Kolleginnen Hilke Ganzert und Sabine Könekamp haben mir Fallgeschichten aus ihrer psychotherapeutischen Arbeit zur Verfügung gestellt. Hildegard Linge war jahrelang meine Kollegin als Erziehungsleiterin im Therapiezentrum Osterhof und hat ehrenamtlich in einer Flüchtlingsunterkunft mitgearbeitet. Gemeinsam haben wir ihre Beobachtungen reflektiert, ich gebe ihr in diesem Buch Raum, ihre Erfahrungen in eigenen Worten zu schildern, ihre Textpassagen sind kenntlich gemacht. Der Leiter des Gemeindearchivs Ebelsbach, Roland Mayer, hat mir in großzügiger Weise Texte, Dokumente und Bilder zur Verfügung gestellt. Und Dr. Heinz Beyer hat dieses Buch mit vielen kreativen Anregungen und hilfreichen Dialogen begleitet. Für ihre sorgfältige Lektorierung und hilfreichen Korrekturvorschläge danke ich Frau Rosel Müller.

Ich werde durchgängig das Wort »Flüchtling« verwenden, nicht »Geflüchtete«, auch nicht flüchtende Menschen, obwohl die Endsilbe »-ling« negativ konnotiert ist. Mir geht es nicht um Political Correctness, für mich bleibt das Wort »Flüchtling« ein Archetyp für Menschen in Not, denen geholfen werden muss. Das Wort Frühling, mit der gleichen Endung und ähnlich klingend, ist zudem ein Symbol für einen Neubeginn.

Ich hatte eine schreckliche Kindheit und eine schlimme Jugend. Rückblickend stelle ich dankbar fest, dass ich danach ein wunderbares Familienleben führen konnte. Ich bin glücklich, einen Beruf gewählt zu haben, der mich erfüllt und den ich gerne und zufrieden ausübe. Vielleicht kann mein Beispiel Kinder und Jugendliche darin bestärken, auch in größter seelischer Not niemals die Hoffnung aufzugeben.

Mit diesem Buch solidarisiere ich mich mit allen Flüchtlingskindern dieser Welt. Ich werde immer einer von euch bleiben.

Mundelsheim, im Sommer 2016
Hans Hopf

EINFÜHRUNG

Klassentreffen kurz nach Weihnachten. Das haben wir – eine kleine Gruppe ehemaliger Schüler des Gymnasiums – seit mehr als 50 Jahren aufrechterhalten. Eine Klassenkameradin erinnert an das Hörspiel »Der Klassenaufsatz« von Erwin Wickert. In diesem Stück erteilt ein Lehrer seinen Schülern die Aufgabe, einen Aufsatz über ihr zukünftiges Leben zu schreiben. In Rückblenden erinnert sich einer der Schüler und erzählt den Werdegang seiner Klassenkameraden – Pläne und Hoffnungen der Mitschüler sind nicht nur unerfüllt geblieben, sie wurden teils in ihr Gegenteil verkehrt. Das Schicksal kann erbarmungslos sein. Unsere Freundin schlägt vor, wir sollten aus heutiger Sicht formulieren, warum wir geworden sind, was wir sind, und warum wir uns für die jeweiligen Studien und Ausbildungen entschieden haben.

Blitzartig reise ich in die damalige Zeit zurück mit all ihren Zukunftsängsten und Unsicherheiten. Von den ehemaligen Mitschülern höre ich von phantastischen Wünschen und Plänen, von komplexen Studiengängen und großartigen Lebensentwürfen. Und ich bin wieder ganz klein, ganz arm, weil es mir damals seelisch schlecht ging und ich zu wenig Geld zum Studieren hatte. In meinen Ferien habe ich gerade so viel verdienen können, dass ich an der Pädagogischen Hochschule studieren konnte, vier kurze Semester. Dann war ich

Volksschullehrer. Sofort war ich wieder in meiner damaligen Gefühlswelt gefangen. Es sind die immer noch wirksamen schmachvollen Empfindungen, nichts zu haben, nichts zu sein und durchweg als unerwünscht zu gelten. Wir waren in den Händen anderer, und wir mussten uns den Wünschen, Anweisungen und dem Willen anderer anpassen. Das hat bis in mein heutiges Alter hineingewirkt. Diese Gefühle konnten lebenslang nur geringfügig durch fortwährende Leistungsbereitschaft und Perfektion beschwichtigt werden.

Ich weiß, wie es den Schwarzen in den USA geht. Wie es ist, wegen seines Status von jedem gedemütigt werden zu dürfen, wenn nicht der Mensch gesehen wird. Das Wort, »ein Flüüchtling«, gedehnt und herabsetzend ausgesprochen, trifft mich immer noch ins Mark. Ich erinnere sofort das dreckig grinsende, arrogant-überhebliche Gesicht der jeweiligen Sprecherin oder des Sprechers. Gehört habe ich das Wort von vielen Mitmenschen, von Lehrern, Pfarrern und anderen Christen. Es bereitet dem Menschen Wohlbefinden, überheblich sein zu dürfen, denn die Aussage, der andere sei ein Nichts, macht ihn selbst augenblicklich wertvoller: Bekanntlich bestimmt neben dem Geschlechtstrieb kein Bedürfnis das Handeln des Menschen so sehr wie die Sehnsucht nach moralischer Überlegenheit. Selbst psychopathische Schwerverbrecher mit viel eigenem Dreck am Stecken sind glücklich, wenn sie im Gefängnis Kinderschänder quälen dürfen.

Nach der Genfer Flüchtlingskonvention ist ein Flüchtling eine Person, die sich außerhalb ihres Heimatstaates aufhält, da ihr dort aufgrund ihrer Ethnie, Religion, Nationalität, politischen Überzeugung oder Zugehörigkeit zu einer bestimmten sozialen Gruppe Verfolgung droht. Während und nach dem Zweiten Weltkrieg gab es etwa 12 bis 14 Millionen Flüchtlinge, zählt man die heimatvertriebenen und ausgebombten Menschen hinzu. Darunter waren viele Kinder. Die Sterblichkeit dieser Kinder war um ein mehrfaches höher als bei den sesshaften Kindern. Sie waren unbeschreiblichen seelischen Belastungen ausgeliefert. Das kann ich aus eigener Erfahrung bestätigen.

Heute sind wieder über eine Million Flüchtlinge in Deutschland angekommen. Ihre Eingliederung in unsere Gesellschaft wird eine der größten Aufgaben Deutschlands in den nächsten Jahren sein. Die Parallelen zur Nachkriegszeit liegen auf der Hand. Damals wie heute kamen traumatisierte Menschen in unser Land; unter ihnen befinden sich auffällig viele junge Männer, oftmals vaterlos, die ohne ihre Familie nach Deutschland gekommen und auf sich allein gestellt sind. Doch aus den Erfahrungen der vierziger und fünfziger Jahre wird zu wenig gelernt. Politiker heute reden von Unterbringungsproblemen und Sprachkursen, die Industrie freut sich auf billige Arbeitskräfte und Lehrlinge in Berufen, die von Deutschen gemieden werden. Dabei wissen Psychotherapie und die Pädagogik relativ genau, worauf es ankommt, will man diese Menschen in die Bundesrepublik integrieren.

Ich will mit diesem Buch auf die vergangene Zeit zurückblicken, auf die damaligen Verhältnisse im Sudetenland, auf die Flucht sowie auf meine spätere Lebensgeschichte und meine Probleme als Vertriebenenkind. Wahrscheinlich haben die Folgen meiner damaligen Traumata dazu beigetragen, dass ich Psychotherapeut geworden bin. Mit ›therapeutischem Blick‹ will ich auf die seelischen Verletzungen zurückschauen, will meine sowie die Traumata der damaligen Kinder beschreiben, aber auch, welche Ressourcen mir und anderen dabei halfen, sie – zumindest teilweise – zu bewältigen. Vielleicht können einige Erkenntnisse dabei helfen, die Probleme heutiger Flüchtlingskinder besser zu erkennen, Prophylaxe zu betreiben und Schäden zu beheben. Ich habe dieses Buch darum so gut wie ausschließlich aus meinen eigenen Erinnerungen geschrieben und nur wenig aus anderen Büchern zitiert.

Die Ikone von den ›bedürftigen Flüchtlingen‹, die unser völliges Engagement brauchen, hat bereits mehrere schwere Risse erhalten. Die Ereignisse der Kölner Domplatte haben uns die Sexualisierung und die dissozialen Taten schwer traumatisierter Männer vor Augen geführt. Rücksichtslos wurden jene ausgebeutet, die ihnen Schutz und Hilfe garantiert haben. Vielerorts schlossen sich sexuelle Übergriffe in Bädern an, wurden Flüchtlinge wegen Drogenhandels und Betrügereien verhaftet. Die heftigste Erschütterung unserer Hilfsbereitschaft bedeuteten jedoch die Mordversuche zweier Flüchtlinge an völlig unschuldigen Menschen, die sie im Namen des IS verübten. Die Süddeutsche Zeitung schreibt, dass Nächstenliebe ein ungedeckter Scheck sei (22.7.16). Helfen ist ein Wagnis. Engagement kann scheitern. Die Standhaftigkeit der Helfer darf sich langfristig jedoch nicht von einer Atmosphäre von Misstrauen, Angst und Wut erschüttern lassen.

Es ist dunkel, ich bin müde und habe Hunger und Durst. Der Zug ist stehen geblieben. Von außen werden die Türen des Güterwagens aufgerissen. Das plötzliche Licht blendet mich, ich reibe meine Augen. Ich sitze auf dem Schoß meiner Mutter, die auf dem Boden hockt. Draußen sehe ich Wasser, weit und breit nur Wasser. »Das ist das Meer«, sagt meine Mutter.

Dies ist meine erste sichere Erinnerung. Alle Eindrücke,

die frühere Zeiten betreffen, sind wahrscheinlich Fantasien, Traumfetzen, Berichte von nahestehenden Personen. Die beschriebene Szene ereignete sich im Juli 1946, etwa acht Wochen vor meinem vierten Geburtstag. Mit dem Zug waren wir tagelang gefahren, von Teplitz-Schönau (heute Teplice-Sanov) im Sudetenland durch das zerstörte Deutschland bis an die Ostsee, wahrscheinlich in die Nähe von Stralsund. Wahrscheinlich haben wir nur wenig zu essen und zu trinken bekommen und waren in dem stickigen Güterwagen eingesperrt. Aber das weiß ich nur aus den Erzählungen meiner Angehörigen. Bei einer Bekannten beginnen die Erinnerungen an den furchtbaren Transport schon vorher. Sie fühlte sich damals eingeschlossen, hatte Luftnot und beklemmende Angstgefühle. Noch heute, im Alter von über siebzig Jahren, kann sie in keinen Zug allein einsteigen, weil sie sofort Panikattacken bekommt.

Siebzig Jahre später, im Februar 2016. Ein vierjähriger syrischer Junge sitzt im Omnibus, an seine Mutter geschmiegt. Viele Stunden sind sie durch ein fremdes Deutschland gefahren. Der kleine Junge hat Hunger und Durst. Und er ist so müde. Seine Mutter sagt ihm, dass man bald da sei und er dann zu trinken und zu essen bekäme, dass er bald in einem Bett schlafen könne. Vor der Unterkunft trifft der Bus auf eine grölende Menge. Der kleine Junge erkennt in der Dunkelheit weiße Fratzen, die rhythmisch etwas schreien. Di titi tom! Di titi tom! Di titi tom! Dass es »Wir sind das Volk« heißt, weiß der kleine Junge nicht. Was einst die mutige Aussage einiger protestierender Menschen war, die Freiheit und Leben riskiert haben, ist hier das wüste Gebrüll eines feigen Mobs! Die Masse will verhindern, dass der Bus zum Ziel gelangen kann. Ihre Hassgesichter erschrecken die Businsassen, den kleinen Buben ganz besonders. Das Schreien versteht niemand, aber alle im Bus wissen, dass sie gehasst und bedroht werden. Dann wird die Tür aufgerissen, alle müssen aussteigen. Ein fünfzehnjähriger Junge wird von einem Polizisten gepackt und rabiat aus dem Fahrzeug gezerrt. Er hatte sich geweigert auszusteigen. Mit seiner Familie war er vor drei Monaten aus Tripoli im Libanon geflohen. »ISIS-Leute haben meinen Vater immer wieder bedrängt: Er soll mich in Syrien kämpfen lassen«, so erzählt er später. »Wir hatten große Angst und flohen.« Nun habe seine Familie in Deutschland Angst vor den Menschen hier, »vor den Polizisten«.

Wie sich die Bilder gleichen. Sind die heutigen Flüchtlinge politische Nachfahren der Vertriebenen bei Kriegsende vor 70 Jahren? Vergleichbar ist das individuelle Trauma, das die einen wie die anderen erleben mussten. Wenn Menschen ihre Heimat und ihre Angehörigen verlieren, weil sie vertrieben werden, ist das ein Einschnitt, den nur verstehen kann, wer es selbst erlebt hat. Manche der deutschen Heimatvertriebenen verfügen immer noch über eine besonders hohe Empathie gegenüber allen Opfern von Flucht und Vertreibung, aber leider kann es auch anders sein.

Keineswegs will ich die Verhältnisse nach dem Zweiten Weltkrieg in naiver Weise auf die heutige Zeit übertragen. Die Rahmenbedingungen für die Aufnahme von Flüchtlingen sind heute überwiegend andere. Deutschland wird sich verändern, es wird nie mehr so sein wie vor Ankunft der Flüchtlinge. Ich sehe vor allem folgende Unterschiede: Die meisten der heutigen Flüchtlinge beherrschen nicht die deutsche Sprache. Viele haben einen muslimischen Glauben. Natürlich gibt es nicht »den Islam«. Dennoch möchte eine große

Zahl von Gläubigen die Gesetze des Korans wortgetreu umsetzen. In der Bibel stehen ebenfalls beunruhigende, grausame Texte. Doch Christen lesen mittlerweile ihre Bibel als einen historischen Text, der ausgelegt wird. Der Koran hingegen gilt für viele als das zeitlose Wort Gottes, das wortgetreu und konkret zu beherzigen ist; nichts von den Inhalten darf ›als ob‹ interpretiert und verstanden werden. Wird der Geist des 7. Jahrhunderts als unbeugsame Leitlinie mit unserem Rechtssystem und Wertevorstellungen im 21. Jahrhundert kollidieren?

Waren es damals vor allem Frauen und Kinder, so sind es heute überwiegend junge Männer, die als Flüchtlinge ankommen. Einige haben sogar lange auf der Straße gelebt. Sie haben andere Vorstellungen von Beziehungen zu Frauen, vom Umgang von Elternpaaren miteinander und von Erziehung verinnerlicht. Viele der jungen Männer sind völlig anders sozialisiert, und wir müssen mit vielen Problemen rechnen, mit Aggression, anderen Vorstellungen von Sexualität und mit sexueller Gewalt. Es existiert eine große Gruppe allein reisender junger Flüchtlinge. 2015 mussten von den Jugendämtern 42 300 Kinder und Jugendliche in Obhut genommen werden, 91 % davon waren männlich. Lediglich 3600 Mädchen reisten ohne Verwandte ein. Diese Kinder und Jugendlichen stellen eine spezifische Risikogruppe dar.

Die Flüchtlinge kommen heute in ein reiches Land, das viel leistungsfähiger ist als das zerbombte Deutsche Reich nach dem Krieg. Heute stellen sich die Herausforderungen eher in sozialer, kultureller und gesellschaftlicher Hinsicht. Und diese sind mit Sicherheit schwerer zu bewältigen als die rein materielle Hilfe. Schon jetzt muss darauf hingewiesen werden, dass nicht selten ein wichtiger Unterschied in der

Diskussion neben den wirtschaftlichen Fakten vergessen wird: Die Mentalitäten der Deutschen in den späten vierziger Jahren waren bestimmt durch feste Strukturen, strenge Ordnung und teilweise autoritäres Denken. Die heutigen Flüchtlinge kommen in ein offenes, liberales Land, das von einer hohen Toleranz und einem Laissez-Faire-Denkstil charakterisiert wird. Prinzipiell kann jeder tun und lassen, was er möchte, ist frei in seinem Denken. Übersehen wird, dass die meisten Flüchtlinge das von Hause aus nicht kennen. In Deutschland angekommen, kennen sie häufig keine Orientierungswerte, keine Stützen, kein Geländer, an dem sie sich festhalten können. Unsere Gesellschaft sollte ihnen diese Strukturen nicht nur vorleben, sondern auch vorgeben; nur so kann ihnen Orientierung und Eingliederungshilfe gewährt werden. »Je vielfältiger eine Gesellschaft, desto klarer müssen die Regeln sein«, steht auf dem Titel der ZEIT vom 28. April 2016. Mir haben die Willkommenskultur und der Satz »wir schaffen das« sehr gefallen. Doch es hätte von Anfang an auch verdeutlicht werden müssen, wie das geschehen und umgesetzt werden sollte. Dann wären radikale, fremdenfeindliche Töne zumindest verringert worden. Mütterliche Fürsorge ist die eine Seite, väterliche Struktur die andere, jedoch ebenso wichtige. Mütterliche wie auch väterliche Haltung haben nichts mit dem Geschlecht zu tun, sondern beschreiben spezifische erzieherische und therapeutische Haltungen.

Damals kamen Flüchtlinge in ein zerstörtes Land voller Armut. Viele Menschen wollten nicht zur Kenntnis nehmen, dass die Folgen des verlorenen Krieges von allen getragen werden mussten und wollten nicht teilen. Flüchtlinge erfuhren Hass, Rassismus und Ablehnung. Die Leute, die am wenigsten verloren hatten, wollten mit jenen, die alles verloren hatten, nichts zu tun haben, vor allem nichts teilen. Das ist heute noch so, aber wir sind jetzt ein reiches Land und könnten tatsächlich abgeben. Wieviel Nächstenliebe die Deutschen aufzubringen bereit sind, wird sich erst in der Zukunft zeigen.

EIN KRIEGS- UND VERTRIEBENENKIND

Ich bin ein Kriegskind. 1942, in der Mitte des Zweiten Weltkriegs geboren, als nach der Schlacht von Stalingrad kaum mehr verkannt werden konnte, dass der Krieg verloren war. Da damals alle Menschen mit sich, ihren Sorgen und ihrer Hoffnungslosigkeit befasst waren, wurde von Kindern erwartet, keine eigenen Ansprüche zu stellen und sich vielmehr um andere Menschen zu kümmern. Dass sie ihre Pflicht erfüllen und strebsam sein sollten. Bezeichnenderweise hat sich lange Zeit niemand mit diesen Kindern und ihren späteren Schicksalen ausführlich befasst. Erst meine Kollegen Hartmut Radebold und Michael Ermann haben mit Vorträgen, Veröffentlichungen und Büchern über die Lebenswege dieser Kinder berichtet und geschrieben, als sie bereits alte Menschen waren. Sabine Bode hat ein wichtiges Buch über die Kriegskinder verfasst. Flüchtlinge und Vertriebene haben die Zeche bezahlt, deren Schuld überwiegend andere verursacht haben. Wir sind kollektiv schuldig gesprochen worden. Bis heute verstört mich, dass unser Schicksal gleichsam mit den Verbrechen des »Dritten Reichs« aufgerechnet und unsere Leiden als eine unvermeidbare Folge der Untaten der Nationalsozialisten gesehen werden. Festzustellen ist, dass neues Unrecht geschaffen wurde, über das noch viel zu wenig und viel zu spät vorurteilsfrei und sachlich diskutiert worden ist.

Vertreibung – von Teplitz nach Dainrode

Ich bin im damaligen Sudetenland, im heutigen Tschechien, in der Stadt Teplitz-Schönau (Teplice) zur Welt gekommen. Eine Geburtsurkunde besitze ich allerdings nicht, sie ist während der Vertreibung verloren gegangen.

Auch keinen Taufschein, so dass sich konsequent die Frage nach meiner Identität stellt. Denn Identität wird durch Bescheinigungen geregelt, von der Geburtsurkunde bis zum Akademischen Abschluss. Bin ich überhaupt Deutscher? Bin ich Katholik? Überdenke ich meine ethnische Identität, so wird es noch komplizierter. Ich nehme die lebenslangen Anstrengungen wahr, die diese Integration erfordert hat. Ich bin Nachkomme von deutschen, tschechischen und jüdischen Vorfahren, in Tschechien geboren, bin in meinem Leben sechzehnmal umgezogen und schließlich ein schwäbischer Kinderpsychoanalytiker geworden.

Mein Geburtshaus und seinen langsamen Verfall habe ich bei Besuchen immer wieder einmal gesehen. Als ich geboren wurde, war mein Vater als Soldat in Serbien stationiert, meine Mutter musste mit der Betreuung von damals drei Kindern allein fertig werden. Wenig später häuften sich die Luftangriffe auf Teplitz, und wir mussten bei Alarm regelmäßig in den Luftschutzkeller. Meine Mutter hat mir später erzählt, dass sie mich damals auf dem Schoß festhielt und sich an mich klammerte, weil sie starke Angst hatte. Nach einem Luftangriff erlitt ich einen epileptischen Anfall. Ich vermute, dass meine Mutter nicht nur meine Ängste nicht mildern konnte, sondern dass ich auch noch ihre Paniken in mich aufnehmen musste. Die Anfälle traten von da an regelmäßig auf. Ich erinnere mich, dass meine Mutter bei einer Routineuntersuchung in einem Lager einen Arzt nach den Ursachen fragte. Dieser antwortete etwas zerstreut, er hatte wirklich viel zu tun, dass dies wohl auf mein Zahnen zurückzuführen sei. Bis zum fünften Lebensjahr wiederholten sich diese epilepsieähnlichen Anfälle. Sie hörten auf, als ich nicht mehr bei meiner Mutter, sondern bei meiner Großmutter mütterlicherseits lebte.

1945 war unter Staatspräsident Edvard Beneš die »Liquidierung der deutschen Frage« angeordnet worden, sprich die Vertreibung der Deutschen aus der jetzigen Tschechoslowakei. Bis heute wird die Vertreibung der sudetendeutschen Bevölkerung beschönigend als »Abschiebung« bezeichnet. Der Hass der tschechischen Bevölkerung auf die Deutschen war gewaltig. Denn diese hatten dem Anschluss an das Deutsche Reich in der Mehrzahl zugestimmt. Die mehr als drei Millionen Deutschen wurden darum überwiegend als Verräter gesehen. Ein grausamer Rachefeldzug setzte ein. Die Deutschen wurden von den Tschechen drangsaliert, enteignet und schließlich vertrieben. Gemäß dem Historiker Andreas Kossert war die Lage der verfolgten Menschen so beängstigend und demütigend, dass tschechische Quellen allein für das Jahr 1946 unter den Deutschen 5558 Selbstmorde verzeichnet haben.

Von meinen Großeltern väterlicherseits besitze ich lediglich eine Fotografie im Kreis ihrer vier Kinder. Eines davon ist mein Vater. Über die beiden wurde nie viel erzählt. Der Großvater Anton war ein etwas beleibter Mann, was seinerzeit noch ›stattlich‹ genannt wurde. Von ihm habe ich die Statur. Er war Bäcker mit eigenem Geschäft gewesen, wie fast alle seiner Vorfahren. Die Großmutter Anna war eine hübsche, zierliche Frau, die damals vor allem mit der Versorgung ihrer Familie befasst war. Erst als junger Erwachsener habe ich erfahren, dass sich beide suizidiert haben. Als der Bäckermeister Anton in den Ruhestand gegangen war, hielt er die plötzliche Untätigkeit und die Belastungen der Kriegszeiten nur schwer aus. Eine heftige Depression überfiel ihn. Er tötete sich, indem er vom letzten Wagen eines Zuges auf die Schienen sprang und verstarb. Seine Frau lebte danach in einer Dachkammer über der Bäckerei ihrer Tochter Marie, einer Schwester meines Vaters. Einst hatte auch Vater als Konditor mitgearbeitet. Wie wenig später in unsere Wohnung, drangen Tschechen auch in die Bäckerei ein und schlugen alle nieder. Das Geschäft wurde beschlagnahmt. Alle mussten sofort flüchten und Hab und Gut zurücklassen. In Verzweiflung und Panik flüchtete meine Großmutter und ertränkte sich in einem nahe gelegenen Teich. Da war sie 73 Jahre alt, ebenso alt wie ich heute.

Was muss es in ihr ausgelöst haben, als es hieß, innerhalb von Stunden aus der Heimat zu verschwinden, alles zurückzulassen und nicht zu wissen, wohin es überhaupt gehen konnte? Ich glaube nicht, dass wir uns heute die Verzweiflung dieser alten Menschen vorstellen können, die nie woanders gelebt, nichts anderes je gesehen hatten und jetzt im Alter einen kleinen Besitz hatten. Großmutter Anna hatte es einfach nicht ertragen, aus ihrer Heimat vertrieben zu werden, sie konnte sich keine Zukunft vorstellen. Ihr Sohn, mein Vater, war zu jener Zeit noch in Kriegsgefangenschaft; sie haben sich nie mehr gesehen. Mir ist schon als Kind aufgefallen, dass über die Beiden nie gesprochen wurde. Erst als ich diesen Abschnitt schrieb, hat mir ein Cousin die ganze Wahrheit mitgeteilt. Selbsttötung von Angehörigen war lange

Zeit schambesetzt und wurde tabuisiert, selbst wenn die Umstände so tragisch und nachvollziehbar waren wie bei meinen Großeltern.

Es wurde bekannt gegeben, dass die Wohnungen gesäubert werden müssten, einige wenige Utensilien dürften mitgenommen werden und dass man sich an den bekannten Sammelplätzen einfinden müsse. Die Geschwister meiner Mutter befolgten diese Anordnung rechtzeitig, während meine Mutter mit uns viel zu lange wartete. Sie hat mir später erzählt, dass alle Verwandten die Wohnung vorher noch gründlich gereinigt hätten, damit ihnen niemand etwas nachsagen könnte. Lediglich eine uns bekannte Familie hatte die Wohnung absichtlich verunreinigt, um ihrer Wut ein wenig Raum zu geben.

Von nun an wurden die Deutschen mit weißen Armbinden diskriminiert. 1946 setzen erste Erinnerungen bei mir ein, vermischt mit Erzählungen von Erwachsenen und späteren Traumbildern. Ich weiß noch, dass ich darauf stolz war, auch eine »weiße Binde« tragen zu dürfen. Mittlerweile waren bereits alle Verwandten geflüchtet, nur wir vier und unsere Großmutter lebten noch in der Koňenova (»Konevstraße«, benannt nach dem russischen Marschall Konev) in Teplice. Die 75-jährige Großmutter versorgte uns tagsüber, denn Mutter und mein ältester, bereits 16-jähriger Bruder waren zur Zwangsarbeit verpflichtet. Eines Abends brach ein Trupp tschechischer Männer in unsere Wohnung ein. Es war der 8. August 1946. Die Männer schlugen meine Mutter brutal zusammen. Die vielen Bücher, die vom Großvater stammten, Werke von Marx, Engels, Bebel, weckten ihren Zorn. Mein Großvater war Gewerkschaftsführer bei den Webern gewesen, über die Gerhart Hauptmann 1892 ein Theaterstück geschrieben hat. Jedes einzelne Buch schlugen die Männer meiner Mutter auf den Kopf. Ich habe keine Erinnerung daran, aber meine Mutter erzählte mir später, wie sie verzweifelt versucht habe, mich zur Ruhe zu bringen, weil sie fürchtete, ich würde womöglich ebenfalls misshandelt werden. Wir mussten alles zurücklassen und durften nur einige Koffer mit den wichtigsten Habseligkeiten packen. Am gleichen Tag noch wurden wir in das ehemalige Lager für Fremdarbeiter der Zeiss-Werke in Teplitz-Schönau gebracht. Es wurde damals als Internierungs- und Durchgangslager genutzt, von wo die Deutschen an Orte in anderen Ländern weitergeschickt wurden. Heute nennt man solche Einrichtungen für Flüchtlinge auch »Überlaufstationen«, ein schauderhaftes »Unwort«.

In einem solchen Durchgangslager wurde ein Bekannter unserer Familie, damals sieben Jahre alt, auf der Toilette von einem fremden Mann sexuell missbraucht. Er hat das damals seinen Eltern verschwiegen. Schon kleine Kinder schämen sich wegen Missbrauchs-Taten, die an ihnen begangen werden, obwohl sich doch eigentlich der Täter schämen müsste. Von dieser Überwältigung hat sich mein Bekannter nie mehr erholt. Er hat sich zu einem sehr schwierigen Mann mit erkennbarer Persönlichkeitsstörung entwickelt. Ein Missbrauch ist ein Mord an der Seele eines Menschen. Warum tun erwachsene Menschen Kindern so etwas an? Der häufigste Missbrauch geschieht in Familien von nahen Angehörigen, Stiefvätern, Vätern und Müttern. Ein Kind ist ständig verfügbar und ausgeliefert. Werden Inzest- und Generationengrenzen zu wenig geachtet, so kann es zu Grenzüberschreitungen mit nachfolgendem Missbrauch kommen. Die Täter leiden häufig noch nicht einmal unter Gewissensbissen. In vielen

Familien wird das Kind nicht als autonomes Wesen geachtet, sondern als Besitz seiner Eltern, mit dem alles gemacht werden darf, auch Missbrauch und Misshandlung. In solchen Einrichtungen wie dem damaligen Lager herrschten Anonymität und Fluktuation von Gruppierungen. Die meisten Missbrauchstaten werden übrigens keineswegs von Pädophilen verübt, sondern von Menschen, die zu wenig Grenzen verinnerlicht haben und unbewachte Situationen – wie im Lager – ausnutzen. Zudem spielt bei manchen Männern mit perverser Entwicklung der Machtfaktor eine große Rolle. Solche Menschen werden von schwachen Wesen, die nur wenig Widerstand bieten, besonders stimuliert; von Tieren, von behinderten Menschen und natürlich auch von kleinen Kindern. Es ist eine abstoßende Tatsache, dass behinderte Menschen viermal so häufig missbraucht werden wie nicht behinderte. Kinder, allein reisende Frauen sowie Menschen mit Behinderungen tragen ein höheres Gefährdungsrisiko für sexuelle Gewalt. Hierauf sollte auch in heutigen Flüchtlingseinrichtungen geachtet werden. Im Einwanderungsgesetz der Bundesregierung sind besondere Schutzkonzepte für Frauen und Kinder in Flüchtlingseinrichtungen vorgesehen, da es bereits zu vielen Übergriffen gekommen ist. Es ist zu hoffen, dass sie rasch umgesetzt werden.

Ich bin froh darüber, dass ich in den damaligen unsicheren Zeiten nicht auch missbraucht worden bin. Denn es ergaben sich viele Situationen, in denen wir Kinder nicht oder zu wenig geschützt wurden. An folgendes Ereignis erinnere ich mich. Ich war etwa zehn Jahre alt war und spielte allein auf dem Hügel vor dem Lager. Da kam eine etwa 20-jährige Frau, die ich von früher kannte, auf mich zu. Sie war aus dem Lager verzogen und nun noch einmal zurückgekehrt. Sie stürzte sich auf mich und küsste mich auf den Mund. Dabei wurde sie immer drängender, aufgeregter und stieß mit ihrer Zunge in meine Mundhöhle. Ich erschrak darüber und wich zurück. Da ließ die Frau von mir ab und ging lachend weiter. Wenn ich später an dieses Ereignis zurückdachte, empfand ich immer Scham und Ekel. Ich glaube aber nicht, dass ich durch diesen Vorfall größeren Schaden erlitten habe, weil nur geringe Gewalt ausgeübt worden war.

Nach einer Woche im Durchgangslager wurden wir zum Bahnhof gefahren. Undeutlich erinnere ich mich an einen Güterwaggon, in den wir steigen mussten. Ich erinnere auch die Dunkelheit darin, die Enge. Ich muss sehr geweint haben, weil ich durstig und hungrig war und die Fahrt sehr lange dauerte. Wir fuhren bis zur Ostsee in der Nähe von Stralsund.

Nach einigen Wochen im Sammellager Loitz (einem ehemaligen Lager für Kriegsgefangene und Zwangsarbeiter), in der damaligen sowjetischen Besatzungszone, wurden wir am 3. September auf einen Bauernhof in Bretwisch (heutiges Mecklenburg-Vorpommern) gebracht. Der Besitzer des Bauernhofs musste sein Obergeschoss umgestalten, so dass anfänglich drei, später zwei Familien darin wohnen konnten. Auf die Zwangsunterbringungen haben die Menschen unterschiedlich reagiert. Der Bauer in Bretwisch behandelte uns durchaus respektvoll und ließ meinen damals 17-jährigen Bruder bei sich arbeiten. Dafür erhielten wir Naturalien, denn wir hatten keinerlei Besitz mehr. Wenige Tage später feierten wir dort meinen vierten Geburtstag, an den ich mich in allen Einzelheiten erinnere. Ich bekam einen Bogen mit vielerlei Figuren, die ich ausschneiden konnte. Bis heute habe ich nicht vergessen, wie begeistert ich darüber war. Damals

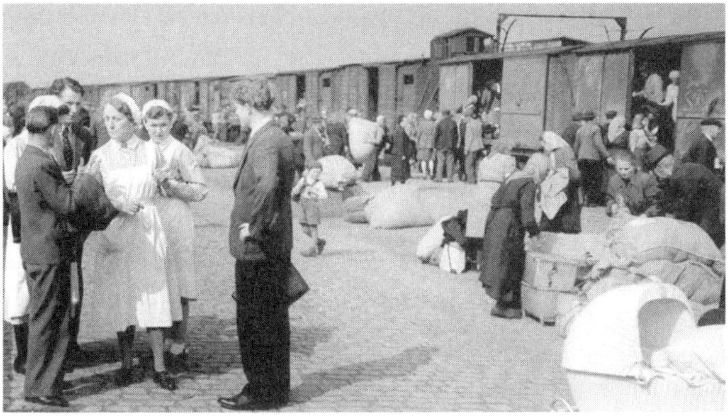

ist mein Interesse an Zeitungen, Leseheften und Büchern entstanden. Es gab aber nichts, außer einigen alten Zeitungen. Somit studierte ich Lebensmittelkarten. Auf vielen Marken stand das Wort »Brot«. Also fragte ich meine Mutter, wie die einzelnen Buchstaben hießen. Zum ersten sagte meine Mutter, dies sei ein »Be«. Ein wenig rätselte ich, dann verkündete ich stolz, dass das Wort »Berot« hieße. Sie schaute mich abfällig an, so dass ich gleich wusste, dass ich alles falsch gemacht hatte. »Na, das heißt doch Brot und nicht Berot!«, meinte sie von oben herab. Ich fühlte mich klein und unwissend.

Auf diesem Bauernhof lebten wir einige Monate. 1947 bekamen meine Großmutter und ich eine Zuzugsgenehmigung in die amerikanische Zone. Eine Schwester meiner Mutter hatte das veranlasst, nachdem sie herausgefunden hatte, wo wir waren. Warum meine Mutter und die beiden Brüder keine Erlaubnis bekamen, blieb schleierhaft. Aber sie fuhren einfach mit zur Tante nach Dainrode. Ich erinnere eine eindrückliche Szene auf dem Bahnhof Stendal. Russische Soldaten patrouillierten und überwachten das Geschehen auf den Bahnsteigen. Einer von ihnen stürzte sich auf mich und packte mich. Meine Mutter schrie gellend. Doch der Soldat, von dessen lautem Geschrei ich natürlich nichts verstand, schmatzte mich ab, knuddelte mich und war sichtlich angetan von mir. Dann packte er seinen Brotbeutel aus, drückte mir eine Scheibe Brot und ein Fleischküchlein in die Hand. Das waren Schätze! Für jeden reichte es für einen köstlichen Bissen. Dennoch habe ich den Vorfall wie eine bedrohliche Überwältigung erlebt.

Neue Heimat auf Zeit – Dainrode

Das kleine Dorf im nördlichen Hessen hatte damals 356 Einwohner, heute nach Wegzug vieler Flüchtlinge sind es 250. Bei unserer Ankunft war ich viereinhalb Jahre alt, es war wahrscheinlich März oder April 1947. Ich hielt die Hand meiner Großmutter, und wir liefen alle auf einen Bauernhof zu. In diesem Dorf, bei meiner Tante – das habe ich erst später erfahren – wollten wir meinen Vater treffen, der in Serbien in Kriegsgefangenschaft gewesen war. Dort hatte er in einem Bergwerk einen schweren Unfall erlitten. Von da an war er arbeitsunfähig und wurde aus der Kriegsgefangenschaft entlassen. Mit Hilfe des Roten Kreuzes hatte er die Tante gefunden.

Ein hagerer Mann in einer abgerissenen Uniform kam auf uns zu. Er war mir völlig fremd, ich hatte ihn noch nie gesehen, und ich hatte Angst vor ihm. Er umarmte und küsste alle, am innigsten meinen drei Jahre älteren Bruder. Als er auf mich zukam, versteckte ich mich hinter meiner Großmutter, da wandte er sich ab. Meine Mutter rief: »Aber das ist doch dein Papa.« Ich glaube, ich habe geweint.

Wenig später reiste die restliche Familie ab, zunächst ins Flüchtlingslager Heidingsfeld in der Nähe von Würzburg. Ich blieb bei meiner Großmutter in Dainrode. Mit ihr lebte ich die nächsten zwei Jahre lang in einem Hunderte Jahre alten Bauernhaus, im von einem Bretterschlag abgetrennten Teil eines Dachbodens. Auf der anderen Seite wohnte eine Schwester meiner Mutter, eine Kriegerwitwe mit ihrem Sohn und ihrer Tochter. Ihr Mann war in Belgrad vergiftet worden. Partisanen war es gelungen, unter das Essen der Kompanie Gift zu mischen. Alle sind qualvoll gestorben.

Die Jahre bei meiner Großmutter erschienen mir lange als die glücklichste Zeit meines Kinderlebens. Ich verspüre noch heute, wie geborgen ich damals war, wenn ich abends mit der Großmutter ins Bett ging und neben ihr schlief. Es war wie auf einem sicheren Schiff in einem wilden Strom. Tagsüber waren wir fast immer in der Natur unterwegs, auf Wiesen, Feldern und im Wald. Meine Großmutter sammelte Kräuter für ihren Tee, den es ständig zu trinken gab. Vierzehn Kräuter, so sagte sie, müssten es sein: Himbeerblätter, Brombeerblätter, Spitzwegerich, Breitwegerich, Huflattich, Tausendgüldenkraut, Schafgarbe, Lungenkraut ... In diesen zwei Jahren war ich tatsächlich nie krank. Meine Großmutter führte das vor allem auf ihren Kräutertee und alle möglichen anderen Säfte zurück, die sie zubereitete. Ich erinnere mich vor allem an ihren zuckersüßen Huflattichsaft, den ich schon beim geringsten Räuspern trinken musste. Überhaupt mochte meine Großmutter keine Ärzte. Sie war der festen Überzeugung, diese wollten nur ihre Arzneimittel an den Patienten ausprobieren. Einmal wurde ich Zeuge, wie sie ein

Medikament in den Kohleofen warf. Kurz zuvor hatte sie es wegen ihrer Gallenbeschwerden vom Arzt verordnet bekommen. Meine Großmutter pflegte als alte Sozialistin überhaupt ein sehr freies, magisch-animistisch eingefärbtes Denken, in dem es auch keinen Platz für Gott gab. Sie sagte immer wieder, dass die Sonne ihr Gott sei – Pfarrern wich sie nach Möglichkeit aus. Häufig fragte sie mich morgens, was ich geträumt habe. Sie erzählte mir, dass nachts meine Seele den Körper verlasse und alles wirklich erlebe, was ich träumen würde. Im Jahr 2006 erfuhr ich in einem Traumseminar von Klaus E. Müller, Professor für Ethnologie, dass dieser Schamanenglaube mindestens 21 000 – 38 000 Jahre alt und über Höhlenmalereien dokumentiert sei. Die sogenannte »Freiseele« vermochte sich jederzeit vom Körper des Menschen zu lösen. Allnächtlich im Schlaf trat sie aus und bewegte sich in der Umgebung des Schläfers, unter Umständen aber auch weiter fort, selbst bis ins Jenseits hinein. Was sie dabei sah und erlebte, bildete den Inhalt der Traumerzählungen. Ich erinnere mich noch heute daran, wie ich die Aussage meiner Großmutter damals wohlig gruselnd, aber auch voller Stolz ob meiner grandiosen nächtlichen Abenteuer hinnahm. Sie hat mit ihrer Äußerung – die vielleicht ein wenig konkretistisch formuliert war – in gewisser Weise nächtliches Träumen beschrieben und auf jeden Fall mein lebenslanges Interesse an Träumen geweckt.

In der späten Sommer- und Herbstzeit wurden Pilze gesammelt, die sie Schwammerln nannte, Wiesenchampions, Birkenpilze, Steinpilze. Diese wurden getrocknet und als Beilage für alle Speisen verwendet. Viel Zeit verbrachten wir im Wald, wo ich kleine Hütten bauen durfte. Wahrscheinlich hat die Großmutter (die ich Mutti nannte) gut gekocht, ich sehnte mich aber ständig nach Fleisch. Das gab es jedoch nur selten, denn wir aßen überwiegend, was sie im Wald und auf Wiesen gesammelt hatte.

Meine Großmutter hatte schon damals viel durchlitten, sie hatte früh den Ehemann verloren, fünf Kinder allein ernährt und erzogen. Sie war bei den sozialistischen Naturfreunden gewesen, dort war ihr Wunsch nach lebenslanger Bildung entstanden. Meine Großmutter war eine seelengute Frau, doch sie war unglücklich über unsere Situation als Vertriebene. Sie verstand sich immer als alte Österreicherin und wollte wieder in ihr geliebtes Sudetenland zurück. Ihre Träume und Hoffnungen waren zerbrochen. Der Schmerz der Vertreibung aus ihrer vertrauten Heimat hat sie nie mehr losgelassen. Als junges Mädchen war sie in »Diensten gewesen«. Sie erzählte mir, dass sie dort eine Stiftsdame kennengelernt habe, die die Geliebte eines Dichters gewesen sei: »Den kennst du aber nicht, das war ein gewisser Goethe«. Die Stiftsdame war wohl Ulrike von Levetzow. Als meine Großmutter ihr begegnet ist, muss sie schon 85 Jahre alt gewesen sein.

Großmutter wusste natürlich, dass sie nie wieder zurückkehren, ihr geliebtes Teplitz nie mehr sehen würde. Einmal sprach sie davon, dass wohl die Russen kommen und uns alle tot machen würden. Ich verspürte damals große Angst, weniger um mich als vielmehr davor, dann keine Großmutter mehr zu haben. Ein anderes Mal sagte sie, dass sie auf keinen Fall in diesem schrecklichen Dorf, auf diesem Friedhof begraben sein wollte, den wir von unserem Dachfenster aus sehen konnten. Abends schrien dort Eulen, und meine Großmutter glaubte, dass sie nicht »Kiwitt« riefen, sondern »Komm-mit«. Ihr Wunsch ist in Erfüllung gegangen. Sie starb bei einem Besuch bei uns in Schorndorf, zwölf Jahre später, und wurde dort auch beerdigt.

Viel Zeit verbrachten wir bei der Tante, meiner neun Jahre älteren Cousine und meinem sieben Jahre älteren Cousin, die ich als meine Geschwister betrachtete. Mit ihnen spielte ich häufig. Einmal geschah etwas Furchtbares. Mein Cousin nahm mich Huckepack auf den Rücken, und ich habe mich wohl nicht ausreichend festgehalten. Ich stürzte nach hinten, schlug mit dem Hinterkopf auf den Holzboden auf und war eine Weile bewusstlos. Dieser Sturz wirkte sich sehr traumatisch aus. Seitdem habe ich häufig vom Fallen in entsetzliche Tiefen geträumt. Mein erster Psychotherapeut brachte diese Fallträume mit dem damaligen Ereignis in Verbindung.

Meiner Tante war es am wichtigsten, dass man sich immer gut benimmt. Sie wollte nicht, dass wir vor den Dorfbewohnern auffielen. Damit erfüllte sie den unausgesprochenen Wunsch der Eingesessenen nach Demut und Unterwerfung der Fremden. In dem Dorf lebten weitere Flüchtlinge und Vertriebene, und hier habe ich erstmals die Verachtung der Alteingesessenen für die Zugewanderten gespürt. Die ehemalige Migrantin Alexandra Rojkov schreibt 2016 im Magazin der Süddeutschen Zeitung: »Als Migrant lernst du schnell, dass du nur Erfolg hast, wenn du nicht störst, nicht auffällst, dich anpasst, so dass niemand anderes es muss.« Das ist schon darum so, weil es Teil der angeborenen Fremdenangst ist, dass Spannungen aufkommen, wenn sich gewohnte Situationen ändern. Bettelnde Flüchtlinge an Kirchentüren, in Einkaufzentren und vor Fahrkartenautomaten verunsichern die meisten Menschen, zumal jeder davon ausgehen muss, dass sie hier ausreichend versorgt werden. Die Anpassung von Fremden, das sich Einfügen in die bestehende Ordnung wird gewünscht.

So war es auch 1947. Während dieser zwei Jahre bei der Großmutter habe ich nie jemanden von meiner Familie gesehen. Ein Kind nimmt alles, was Erwachsene tun, als etwas ganz Selbstverständliches an und geht davon aus, es gehe allen Kindern so. Also war es für mich ganz normal, nicht bei der Familie zu sein, sondern bei der Großmutter zu leben. Später wurde immer betont, ich sei bei der Großmutter besser versorgt gewesen. Erst als 20-jähriger junger Mann habe ich dieses Geschehen innerhalb meiner ersten Psychotherapie problematisiert und auch die andere Seite wahrgenommen: Meine Eltern haben mich bei der Großmutter untergebracht und in Kauf genommen, dass ich nicht in der Familie gelebt habe. Ich habe später einigen Müttern mit vierjährigen Kindern die Frage gestellt, ob sie es sich vorstellen könnten, sich zwei Jahre lang von ihrem Kind zu trennen und es in dieser Zeit nicht einmal zu sehen. Alle Mütter haben mich nur entsetzt angesehen. Es bewegt mich bis heute, wieso meine Eltern das getan und nicht problematisch gefunden haben. Ich gehe davon aus, dass sich meine depressive Mutter erleichtert gefühlt hat, ein Kind weniger versorgen zu müssen. Meine Großmutter hat mich sehr geliebt, mit mir war sie nicht allein. Eigentlich war alles ganz einfach.

LEBEN IM FLÜCHTLINGSLAGER

Schon während der Zeit der nationalsozialistischen Diktatur hatte es in Ebelsbach – in Unterfranken, am Main – ein Lager des Reichsarbeitsdienstes gegeben. Während des Krieges war es Gefangenenlager für französische, britische, polnische, belgische und russische Kriegsgefangene, später Lazarett und nach Ende des Krieges in ein Flüchtlingslager umgewandelt, das bis zu seiner Auflösung am 30. September 1962 etwa 25 000 Heimatlosen vorübergehend Obdach bot. Die ersten Flüchtlinge wurden 1946 im – lediglich umbenannten – Lager untergebracht. Sie wurden registriert, entlaust, ärztlich untersucht, gegen Typhus geimpft und anfänglich nach Verabreichung einer Mahlzeit noch auf die umliegenden Gemeinden verteilt. In der Anfangszeit verbrachten die Flüchtlinge lediglich acht bis vierzehn Tage im Lager, schon wenig später wurden es Monate (vgl. Roland Mayer: »Vom Reichsarbeitsdienst-Lager zum Flüchtlingslager«).

Diese für die erste notdürftige Unterbringung errichteten Lager waren nie als längerfristige Bleibe gedacht. Mit den Ausweisungstransporten aus dem Sudetenland wurden sie jedoch für zahlreiche Vertriebene über Jahre hinaus zur Dauerunterkunft. Am 23.7.1947 waren meine Eltern mit meinen Brüdern Walter und Wolfgang dorthin gekommen. Zuvor waren sie kurzzeitig im Flüchtlingslager Heidingsfeld im

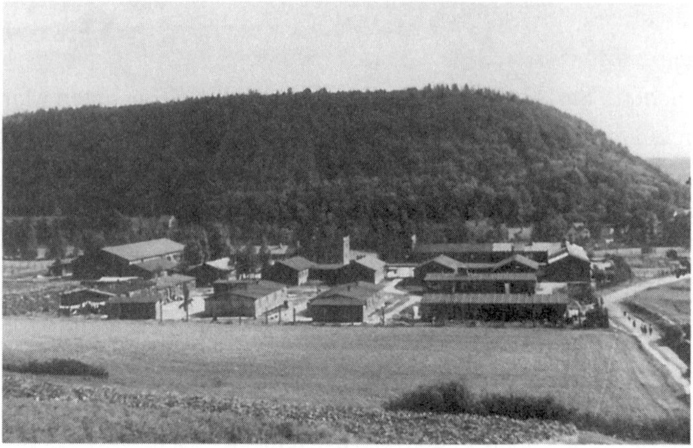

Landkreis Würzburg untergebracht gewesen. Auf dem Personalbogen zur Aufstellung der Einwohnerkartei, den mir das Archiv überlassen hat, wurde ich bereits geführt. In Wirklichkeit hatte ich jedoch bis zu meinem 6. Lebensjahr bei meiner Großmutter in Dainrode gelebt. Zur Einschulung musste auch ich ins Flüchtlingslager Ebelsbach.

Kurz zuvor hatten die Lagerinsassen eine Resolution an den Flüchtlingskommissar verfasst. Ihre Vorwürfe richteten sich gegen die unzumutbaren Lebensverhältnisse, zeitweilig lebten über 500 Vertriebene auf engstem Raum in den Baracken. Als ich 1949 zu meiner Familie zurückkehrte, lebten 546 Bewohner im Lager, davon 169 Kinder unter 14 Jahren. In diesem Lager verbrachte ich meine nächsten sechs Lebensjahre.

Die Lebensbedingungen in solchen Lagern waren unzumutbar, aber das interessierte damals kaum jemanden. Flüchtlinge und Vertriebene wurden von den einheimischen Bürgern als lästige Eindringlinge erlebt, die verachtet und abgelehnt wurden. Ich kam in eine Baracke, in der etwa vierzig Familien in einem ungeteilten Raum wohnten, dicht an dicht, in Stockbetten. Hier traf ich eigentlich zum ersten Mal meinen Vater. Er war ein mir völlig fremder Mensch, so wie ich für ihn ein fremdes Kind war. Meine Mutter und meine beiden Brüder hatte ich zwei Jahre nicht mehr gesehen, auch sie waren mir fremd geworden. Ich sehnte mich nach meiner 78-jährigen Großmutter, meiner wichtigsten Bindungsperson, die mich so sehr geliebt und den ganzen Tag mit mir verbracht hatte. Ich kam in eine fremde, furchterregende Umgebung. Ich hatte Angst und war unendlich traurig.

Lebensräume im Lager

Das Lager bestand aus etwa 15 Baracken, die von Menschen aus allen ehemaligen Regionen des »Dritten Reichs« bewohnt wurden. Daneben gab es die beiden Lagertürme und die Küchenbaracke, in der gekocht wurde und vor der die Essensausgabe stattfand. Eine große Baracke war in einzelne Räume unterteilt worden, die später als Vorrats- und Kellerräume zur Verfügung gestellt wurden. In einer anderen Baracke, direkt neben der Küche, war die Lagerschule untergebracht. Diese existierte noch bis zum Schuljahr 1959/60. Ein Lagerleiter, Kurt Körber, residierte in einem der Tortürme. Er war eine sehr respektierte Persönlichkeit. Auch hatte das Lager einen Polizisten, der zwar Uniform trug, aber weniger Respekt genoss, denn er war, wie viele Männer, sehr oft betrunken.

Ich habe mein Leben lang nicht vergessen, wie ich die Baracke 11 das erste Mal von innen erlebt habe, in der meine

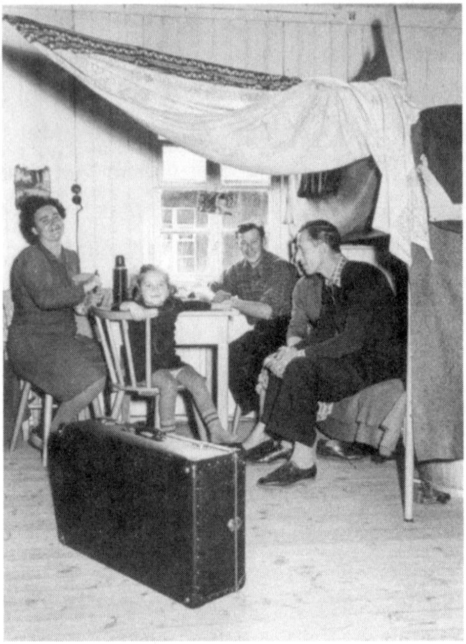

Familie bereits zwei Jahre lang mit vielen anderen auf engstem Raum gewohnt hatte. Sie bestand aus einem großen Innenraum, ohne Trennwände. In Reihen standen Stockbetten dicht nebeneinander. Fast alle waren mit Decken eingehüllt. Auf diese Weise suchten die Bewohner zumindest einen Rest an Intimität für sich zu retten. Die grauen Wolldecken verstärkten den deprimierenden Eindruck. Zu den Stockbetten jeder Familie gehörten Tische und Stühle – das war der gesamte Lebensbereich. Nur ein Viertel der Bewohner lebte in abgegrenzten Wohnräumen, alle anderen in den Massenquartieren.

In Erinnerung geblieben ist mir die Vielzahl der Geräusche, die nur schwer zu identifizieren waren. Tagsüber war es ein unaufhörliches lautes Schreien, ein Dazwischenschreien, Überschreien. Ich weiß nicht, ob das Schreien wirklich so laut war oder ob meine Sinneswahrnehmungen nur sehr überreizt waren. Nachts wandelten sich die quälenden klanglichen Sinnesreize in einen unheimlichen Strom von Atmen, Schnarchen, Stöhnen. In der Baracke war es immer zu dunkel, die Fenster waren klein, die Vorhänge nachts zugezogen. Die von der Decke herabbaumelnden Glühbirnen erzeugten nur ein schwaches Licht. Ich erinnere mich, dass ich mich ständig nach mehr Licht sehnte als vorhanden war.

In meinem späteren Leben musste es immer hell um mich sein. Die Versuche meiner Frau, mir die wohlige Wärme von Kerzenlicht nahezubringen, scheitern bis heute. Grelle Neon-Beleuchtungen sind mir lieber.

Ich weiß nicht mehr, wie mein Ankunftstag im Flüchtlingslager ausgesehen hat. Nicht vergessen habe ich jedoch die erste Nacht. Ich lag in einem viel zu großen Stockbett und fürchtete mich sehr, denn meine Eltern waren mir so fremd wie meine Brüder. Und meine Großmutter, zu der ich hätte ins Bett flüchten mögen, war nicht da. Die Dunkelheit, meine Gefühle von Einsamkeit und Depression verbanden sich zu einer grauenvollen Empfindung von Angst, Gedrücktheit und Hoffnungslosigkeit. Zum ersten Mal spürte ich auch ein Gefühl von Entfremdung. Alles war wie ein Traum, mein Inneres wollte vor all dem Schrecklichen nur flüchten. Dieses Gefühl entstand von da an immer, wenn seelische Bedrohungen lauerten. In einem Abschnitt über dissoziative Zustände werde ich darauf noch eingehen.

Ich erlebe dieses damalige graue Gefühl bis heute in manchen Träumen, gepaart mit der Empfindung, schon viel zu lang unterwegs zu sein und nicht anzukommen.

Ein Ereignis hat mich besonders erschreckt. Eines Nachts wurden die Lichter angeschaltet, ich wachte verstört auf. Mehrere Männer der amerikanischen Militärpolizei standen mit gezückten MPs in der Baracke. Sie suchten einen Mann, der sich unter anderem Namen angemeldet hatte, ein General, der noch auf dem Rückzug die Sprengung einer Brücke angeordnet hatte und nun gesucht wurde. Er wurde aus seinem Bett gezerrt und mitgenommen.

Wer in das Lager kam, musste an den zwei Wachtürmen vorbei. Damals haben mir diese Türme, so wie sie in die Höhe ragten, Angst und Respekt eingeflößt. Wahrscheinlich sollten sie genau das bewirken. Beide Türme hatten zeitweise hölzerne Zinnen und sahen aus wie kleine Burgen. Die meisten Jungen des Lagers waren von den Türmen tief beeindruckt, zumal sich darin auch die Büros und die Lagerleitung befanden. Die Ideologie des Nationalsozialismus spiegelt sich auch in der Architektur. Alexander Kluge und Peter Schamoni haben 1961 in ihrem Film »Brutalität in Stein« architektonische Details des Reichsparteitagsgeländes in Nürnberg gezeigt. Sie verdeutlichen die »Uniformität«, die Schmucklosigkeit und gleichzeitig die Dominanz von Ecken und Kanten. In Anlehnung daran würde ich die beiden Tortürme des ehemaligen Arbeitsdienst-Lagers aus heutiger Sicht eine »Brutalität in Holz« nennen.

Die wohl schrecklichsten Orte im Flüchtlingslager waren die beiden Abortbaracken. Auf der linken Seite eine für die Mädchen und Frauen, rechts für die Jungen und Männer. Die Baracken waren über zwei Gruben gebaut. Ich glaube, in jeder der Baracken gab es zehn Plätze, es waren einfach ausgesägte

Löcher in groben Brettern. Saß man darauf, fielen Urin und Exkremente direkt in die Grube. Ich weiß noch, wie es mich als kleiner Junge schauderte, wenn ich in die dunkle Grube voller grauenhafter Fäkalien hinuntersah. Nie hat mich die Angst verlassen, ich könnte einmal hinunterstürzen, obwohl die Löcher so klein waren, dass das nicht hätte geschehen können. Auf der gegenüberliegenden Seite der Sitze war eine mit Dachpappe versehene Rinne zum Urinieren. Der Gestank war bestialisch, ein anderes Wort fällt mir nicht ein. Er war überall im Lager wahrzunehmen. Im Sommer knallte die Sonne auf die Abortgruben, was die widerlichen Ausdünstungen noch verstärkte. Dann kam die Zeit der fetten weißen Maden. Ich weiß nicht, welche Art es war, sie sahen aus wie Engerlinge, waren fingerdick und ebenso lang. Es waren wohl Spanner, die sich fortbewegten, indem sie ihr Hinterteil nachzogen. Zunächst waren sie nur um die Abortgrube herum. Später waren sie überall, auch innerhalb der Abortlöcher, und man musste fürchten, dass sie herauskrochen, während man darauf saß. Der schauderhafte Gestank der schmutzigen Abortbaracken von damals hat sich bei mir bis heute festgesetzt. Ich verspüre große Abscheu, wenn ein WC auch nur leicht unsauber ist. Dann wird in mir ein Schalter umgelegt, der mich der Situation gegenüber unangemessen reagieren lässt. Ich verspüre sofort starken Ekel. Ekel ist einer der heftigsten Affekte, der einen Menschen überwältigen kann. Er ist ein Alarm- und Ausnahmezustand, und er kann alle unsere körperlichen Reaktionen betreffen. Der Soziologe Winfried Menninghaus hat 1999 geschrieben, dass das elementare Muster des Ekels die Erfahrung einer Nähe sei, die nicht gewollt wird.

Vor der Küche und der Lagerschule war ein riesiger leerer

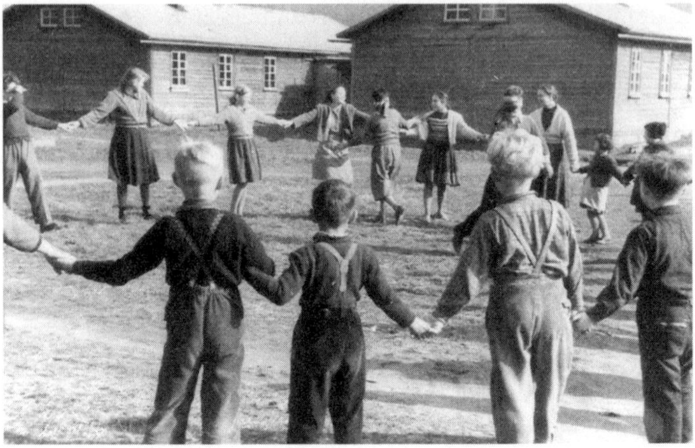

Platz. Es war der ehemalige Exerzierplatz des Reichsarbeitsdienstlagers. Wahrscheinlich war er gar nicht riesig, wirkte aber aus meiner damaligen Sicht so. Hier trafen sich die Kinder zum Spielen, hier fand das Leben statt, denn in den Baracken wollte sich niemand länger als erforderlich aufhalten. Ich habe diesen Platz geliebt. Er war nicht befestigt, sondern bestand aus einer Fläche von aufgeschüttetem Sand. Diese Sandfläche war für mich ein großes Buch, in das ich hineinzeichnete. Am liebsten malte ich mit einem Stein einen riesigen Mann, wenn es ging, über die gesamte Fläche des Hofes hinweg. Ich begann mit dem linken Auge, das ich ganz sorgfältig und detailgerecht ausgestaltete. Das rechte folgte, Nase, Mund und so weiter. Der Psychotherapeut meiner ersten Therapie erkannte narzisstische, großartige Wünsche, Sehnsucht nach einem Vater, aber auch ein ›verfolgendes‹ Gewissen: Ich hatte immer genaue und klare Vorstellungen von meinen Pflichten und eine zuverlässige Art, Dinge zu erledigen.

Am unteren Eck des Hofes war die Küchenbaracke. Hier wurden die Mahlzeiten zubereitet, und hier mussten sie auch abgeholt werden. Zu den Abholzeiten wurde auf ein Blech geschlagen. Dieses Signal liebten alle, denn in der Lebensödnis im Flüchtlingslager warteten alle auf Abwechslung. Eigentlich waren die Mahlzeiten die einzigen Strukturmomente. Ein Koch leitete das Küchengeschwader, das aus mehreren Frauen bestand. Fast alle Bewohner des Lagers schimpften regelmäßig über das Essen. Jedes Gespräch wurde so eröffnet. Ich freute mich immer auf das Essen, von dem ich nie genug bekommen konnte. Da im Flüchtlingslager Menschen aus vielen Herkunftsgebieten lebten, wurde versucht, die Streitereien wegen der unterschiedlichen Ernährungs- und Essgewohnheiten einzuschränken. Jeweils eine Woche lang wurden die gewohnten Speisen der verschiedenen Herkunftsgebiete zubereitet. Die Ungarndeutschen wollten viele Hülsenfrüchte, Bohnen, Erbsen, Linsen, die Ostpreußen wünschten sich Klopse, rote Rüben und die Rumäniendeutschen Sauerkraut und Pökelfleisch. Damals habe ich auch meine erste Paprikaschote gegessen, denn die Ungarndeutschen waren sehr rege: Gleich nachdem sie angekommen waren, legten sie hinterm Lager kleine Gärten an. Wir lernten damals, unterschiedliche, teils ungewohnte und fremde Gerichte zu essen, was mir bis heute Behagen bereitet. Wurde der Küchenchef krank, so sprang regelmäßig mein Vater für ihn ein. Alle im Lager bemerkten, dass die Speisen viel besser schmeckten, wenn mein Vater kochte. Er war ja gelernter Koch und Konditor und hatte während des Krieges stets für ganze Kompanien gekocht. Vor allem verstand er es perfekt, große Essensmengen zu würzen. Er sagte mir einmal, dass man dazu lediglich den Dreisatz gut beherrschen müsse.

Einmal kam eine Abordnung von Lagerbewohnern, um ihn zu bitten, die Leitung der Küche doch auf Dauer zu übernehmen. Er wollte es nicht, er hätte es unfair gefunden, den Koch zu hintergehen. Ich glaube aber, dass er auch ganz froh war, die anstrengende Arbeit nicht regelmäßig machen zu müssen.

Ein ebenfalls aus Teplitz stammendes Ehepaar hatte neben der Küche eine Kantine samt Verkaufsraum eingerichtet. Dort konnten die Lagerinsassen zusätzliche Einkäufe tätigen. Infolge der geringen Raumgröße waren die Artikel bunt gewürfelt und zusammengedrängt. Mit großen Augen bewunderten wir Kinder die für uns unerreichbaren Schätze, denn Geld gab es so gut wie keines: Kiddy-Kaugummi, Efka-Zigarettenpapier mit kleinen Spielkärtchen, buntes Zuckerwerk und süße Limonade.

In den ersten Jahren meines Lebens habe ich selten ausreichend zu essen bekommen. Diesen Mangel habe ich beibehalten. Wenn es etwas zu essen gibt, muss ich immer mit dem Wunsch kämpfen, mehr zu essen als es mir guttut. Natürlich weiß ich als Psychoanalytiker, dass das Essen vermutlich auch symbolisch für die unzureichende Zuwendung steht, die wohl alle Flüchtlingskinder so erfahren haben. Nur Menschen, die regelmäßig ausreichend versorgt worden sind, mit Essen und mit Emotionen, haben freie Bestimmung über ihre Nahrungszufuhr. In meiner Altersgruppe sind Vegetarier und Veganer eher die Ausnahme, bei Flüchtlingskindern sind sie noch seltener. Etwa 20 % der Kinder waren damals unterernährt, ich gehörte allerdings nicht dazu.

Einmal gab es einen süßen Grießbrei zum Mittagessen. Ich hätte so gerne mehr davon gehabt, aber der Rest wurde für meinen Bruder Walter aufbewahrt. Er arbeitete in einem

Sägewerk und aß darum erst abends. Ich erinnere mich noch heute, wie ich ihm beim Essen zugesehen habe. Jede Sekunde habe ich gedacht, wie schön es wäre, er würde mich fragen, ob ich noch etwas wollte. Ich hoffte so sehr, er würde ein wenig für mich übriglassen. Aber ich traute mich nicht zu fragen. Ich habe nichts bekommen. Als ich diese Sequenz in meiner späteren Psychotherapie erzählte, verwies mein Therapeut auf meine ungestillten Bedürfnisse. Er machte aber auch deutlich, welche Angst ich gleichzeitig gehabt hatte, zu meinen Bedürfnissen zu stehen.

Wie alle Kinder habe ich in jenen Zeiten die Schulspeisung geliebt. Jeden Morgen gab es in den Anfangsjahren im Flüchtlingslager, bis 1951, für jedes Kind eine Mahlzeit. Ich erinnere mich an süßen Hafer- oder Grießbrei, Kakao mit einer Semmel, einen Schokoriegel, den wir damals »Kalorien« nannten. Höhepunkt war ein kleines Täfelchen Schokolade der Firma Waldbaur. Es war die sogenannte »Quäkerspeisung«, die in den USA für Flüchtlinge und Vertriebene organisiert und finanziert wurde.

Zwischen 1946 und 1960 wurden zudem fast zehn Millionen Pakete in die damaligen Besatzungszonen, später nach Westdeutschland gesandt. Amerikanische Hilfsorganisationen hatten den Versand dieser sogenannten »Care-Pakete« organisiert. (Meine Mutter sprach stets von »Karree-Paketen«. Erst als ich erwachsen war, stellte ich fest, dass damit »Care – die Besorgnis« gemeint war.) Ich bin den Amerikanern bis heute dankbar; selbst die schlimmsten politischen Fehlentscheidungen der US-Amerikaner konnten meine grundlegende Dankbarkeit nie erschüttern.

Die Lagerschule

Anfangs hatten die Lagerbewohner die Mahlzeiten in einem gemeinsamen Speisesaal eingenommen. Diese Gemeinschaftsverpflegung wurde bald aufgehoben. Zu Beginn des Jahres 1948 wurde dieser Raum zur Schule für die Klassen 1–4 des Flüchtlingslagers umfunktioniert. In dem großen Raum standen ein Pult, viele Schulbänke, und an der Stirnwand hing eine große Tafel.

Die Einschulung kann für ein Kind immer eine große Herausforderung und eine entscheidende Veränderung seines bisherigen Lebens bedeuten. Für mich war es vielleicht noch aus anderen Gründen einer der bedeutendsten Einschnitte in meinem Leben. Ich musste von der geliebten Großmutter Abschied nehmen und kam in eine Familie, die ich nicht kannte. Ich musste in das, nach meinem damaligen Erleben, riesengroße Flüchtlingslager, in dem ich mich völlig überfordert fühlte. Auf dem Dorf in Dainrode war ich fast ausschließlich mit meiner Großmutter zusammen gewesen, jetzt wurde ich mit vielen verschiedenen Menschen konfrontiert. An meinen ersten Schultag erinnere ich mich nur undeutlich, denn eine offizielle Einschulung gab es nicht. An jenem Tag, als ich ins Flüchtlingslager kam, wurde die erste Klasse bereits unterrichtet. So wurde ich Mitglied der ersten Klasse und arbeitete einfach mit.

Denke ich an das Flüchtlingslager zurück, so erinnere ich mich in erster Linie an dunkle und schmutzige Baracken. Dennoch hatte ich mit dem Flüchtlingslager zum ersten Mal nach Vertreibung und fünf Umzügen einen sicheren Ort, an dem ich fast sechs Jahre bleiben konnte. Ich erinnere mich an die ersten Schuljahre als eine wunderbare Zeit, in der es so vieles Interessantes und Überraschendes zu hören, zu sehen und zu lernen gab. Die damalige Schule in der kleinen Baracke des Flüchtlingslagers wurde für mich zu einem kleinen Paradies im Chaos der Nachkriegszeit. Schon damals habe ich empfunden, was später auch empirisch belegt wurde: Am wichtigsten für einen gelungenen Unterricht ist ein engagierter, einfühlsamer Lehrer. Er hat die Zukunft in den Händen. Wir vergessen ihn nie, ebenso wenig wie einen schlechten, desinteressierten und womöglich sadistischen Pauker.

Wenn ich überlege, welche Frauen mein Leben beeinflusst und entscheidend geprägt haben, so würde ich drei in der frühen Kindheit verorten. Nach Mutter und Großmutter war es ganz entscheidend meine Grundschullehrerin Fräulein Martha Schmittner. Ich habe lediglich ein winziges Foto von ihr, das sie mit einer Gruppe von Kommunionkindern zeigt, und ich habe sie – wahrscheinlich – mit zehn Jahren zum letzten Mal gesehen. Aber ihr Bild steht vor mir, als sei es gestern gewesen. Sie war eine etwas mollige Frau, damals wahrscheinlich Mitte vierzig, und sie hatte eine Vorliebe für große, ausladende Hüte. Aus heutiger Sicht würde ich sie wahrscheinlich ein wenig altjüngferlich einschätzen, damals war sie einfach eine liebe Mutter. Die Güte war ihr ins Gesicht geschrieben. Rund um die Uhr hat sie sich um uns gekümmert, und ich möchte behaupten, dass sie mich damals in eine wunderbare Welt eingeführt hat, in die Welt des Geistes, des Denkens, Lesens und Schreibens. Später habe ich begriffen, dass nicht nur sie unsere Mutter war, sondern auch wir ihre Familie.

Martha Schmittner hatte bereits ab dem Schuljahr 1943/44 die erste und die zweite Jahrgangsstufe mit 65 Schülern unterrichtet, damals noch an der Volksschule Ebelsbach. Wir waren in den ersten drei Klassen vielleicht zwanzig bis dreißig Schülerinnen und Schüler, die dem Frontalunterricht unserer Lehrerin folgten. Die Schule wurde während der ersten drei Klassen auch von Kindern aus dem Dorf besucht. Selbstverständlich gab es auch einige ungezogene Flegel, die von der Lehrerin oft zurechtgewiesen werden mussten. Aber die meisten liebten Fräulein Schmittner rundweg und wollten auch alles ihr zu Liebe tun. Wir hatten Schiefertafeln und schrieben darauf mit Griffeln, ebenfalls aus Schiefer. An jeder Tafel baumelte ein Schwamm mit Lappen, um die Tafel immer wieder reinigen zu können. Ich erinnere mich, dass ich nach der Schule immer wieder Texte aus der Fibel abschrieb, sie wieder entfernte und neu schrieb, bis ich einigermaßen zufrieden war. Ich wollte es richtig schön machen. Morgens zeigte ich die Tafel dann Fräulein Schmittner und war selig, wenn sie mir über den Kopf strich und meinte: »Mein Hansi hat es wieder so schön gemacht!« In solchen Momenten erfuhr ich ein intensives Glücksgefühl, und ich habe gespürt, dass sie mich genauso gern hatte wie ich sie. Am Morgen des letzten Schultags vor Weihnachten brachte sie Riesenkörbe mit. Dann ging sie durch die Klasse, und als erstes bekam jeder eine Orange. Ich weiß noch, wie fassungslos alle waren und strahlend umhersahen. Es war die erste Orange, die ich in meinem Leben gesehen habe. Dazu gab es Süßigkeiten und Gebäck. Solche Geschenke gab es häufiger. Später habe ich erfahren, dass Fräulein Schmittner alles von ihrem schmalen Lehrerinnengehalt bezahlt hatte.

Auf dem Hof des Lagers, der auch unser Pausenhof war, wurden oft zu Musik oder Gesang Reigentänze aufgeführt. Einmal stand ich dabei und schaute zu. Ich glaube, es war in der zweiten Klasse. Da kam Fräulein Schmittner auf mich zu, schnappte mich und rief: »Heute tanze ich mit meinem Hansi!«, und reihte sich mit mir in den tanzenden Kreis ein. In diesem Augenblick wusste ich nicht, ob ich vor Scham umfallen sollte, weil alle Umstehenden laut lachten. Es muss reichlich komisch ausgesehen haben, wie die »mittelalterliche« Dame mit dem kleinen Jungen eine Galopp-Française tanzte. Mit der Zeit überwog jedoch der Stolz darüber, dass ich ausgewählt worden war. Wenn ich später an das Ereignis zurückdachte, spürte ich nur noch Glück und Freude. Meine Liebe zu Fräulein Schmittner hatte mich zu äußerstem Fleiß angeregt. In der Grundschule hatte ich ausschließlich Einser im Zeugnis. Am 28. April 1959 ist Oberlehrerin Martha Schmittner in den Ruhestand versetzt worden. Als ich Ebelsbach zum ersten Mal nach dieser Zeit wieder besucht habe, erfuhr ich, dass sie inzwischen verstorben sei.

Ärztliche Versorgung, Krankheiten und Tod

Die Säuglingssterblichkeit war in der Zeit nach dem Zweiten Weltkrieg hoch, 10 von 1000 Kindern starben bereits im ersten Lebensjahr. Es gab keinerlei Vorsorgeuntersuchungen, dunkel erinnere ich spätere Schuluntersuchungen. Im Anschluss daran wurden einige Kinder zur Erholung in die Schweiz geschickt. Ich glaube nicht, dass ich während meines Lebens im Flüchtlingslager eine ärztliche Praxis aufgesucht habe. Erkältungskrankheiten und andere leichte Erkrankungen wurden mit Hausmitteln behandelt.

Noch heute steht mir ein Krankenhausaufenthalt vor Augen, als ich etwa acht Jahre alt war. Ich hatte über starke

Bauchschmerzen geklagt. Meine Mutter und die Großmutter hatten versucht, sie durch die Anwendung verschiedener Hausmittel zu lindern. Als aber hohes Fieber hinzukam, benachrichtigten sie den Arzt. Dieser war in einer Nachbargemeinde niedergelassen und musste viele Menschen versorgen. Mit einem knatternden Motorrad kam er gelegentlich auch ins Flüchtlingslager. Er war ein Arzt alter Schule. Ohne jegliche Hilfsmittel stellte er über Hören, Tasten und Riechen exakte Diagnosen. So diagnostizierte er rasch eine akute Blinddarmentzündung bei mir und ließ umgehend den Krankenwagen kommen. Dieser rollte wenig später in den Hof des Lagers und hielt vor unserer Baracke. Ich wurde hinausgetragen, an den gaffenden und sensationslüsternen Gesichtern von Nachbarn und vielen Kindern vorbei. Im Krankenhaus erfuhr ich, dass ich umgehend operiert werden müsste. Natürlich wusste ich nichts vom Blinddarm und hatte auch keinerlei Ahnung, wie eine solche Operation aussehen würde. Ich war sehr neugierig und freute mich schon darauf, in der Schule vor meinen Freunden protzen zu können. Weil ich mich an alle damaligen Gefühle sehr gut erinnere, kann ich verneinen, dass anfänglich Angst dabei war. Die kam erst später, dann aber knüppeldick.

Ich wurde in den Operationssaal gerollt: Da sah ich die Männer und Frauen mit Mundschutz und ganz weiß vermummt, grelles Licht blendete mich, ich erkannte blitzende geheimnisvolle Instrumente. Als ich angeschnallt wurde, überwältigte mich ein geradezu entsetzliches Gefühl von Angst und Hilflosigkeit. Und dann, als mir Chloroform gegeben wurde, fürchtete ich zu ersticken und geriet in Panik.

Ich wachte von einer Stimme auf, die auf mich einredete. Es war mein Vater. Ich lag auf einer Bahre auf dem Gang. Um mich herum war hektisches Treiben, neugierige Besucher, Schwestern mit Gerätschaften, Helferinnen mit Geschirr, Ärzte liefen herum. Mir war von der Narkose schrecklich schlecht, und ich hatte brennenden Durst. Niemand kam und half, immerhin sprach mein Vater mit mir. Immer wieder versackte ich in kurzzeitige Ohnmachten. Schließlich, nach endlos langen Stunden, wurde ich in einen großen Saal gebracht. Darin lagen achtzehn Männer mit allen möglichen Krankheiten, teils frisch operiert. Ich wurde in ein provisorisches Feldbett gelegt und schlief sofort ein.

Als ich wieder aufwachte, war es im Zimmer stockdunkel. Mein Vater war nicht mehr da, und ich wusste nicht, wo er hingegangen war. Da dachte ich in meiner Verlassenheit, ich sollte zur Mutter gehen, in ihr Bett, obwohl ich das schon lange nicht mehr getan hatte. Im Bauch spürte ich ein dumpfes Schmerzgefühl, meine Bauchdecke tat entsetzlich weh. Trotzdem stand ich auf und irrte durchs Zimmer. Ich fand sogar die Tür und stand erschrocken auf einem von einer trüben Lampe erhellten Gang. Da kam auch schon eine Schwester und schrie mich sofort an. Ich sei ein ganz ungezogener Bengel, das müsse sie morgen dem Herrn Doktor sagen, ich könnte ja sterben. Dann brachte sie mich ins Bett zurück.

Ich habe diesen Krankenhausaufenthalt aber auch in wohliger Erinnerung. Nach einigen Tagen war der schlimmste Schmerz verschwunden. Ich stand im Mittelpunkt und wurde beachtet. Meine Mutter oder mein Vater kamen jeden Tag zu Besuch. Das Krankenhaus war in der Kreisstadt, sie mussten zum Bahnhof laufen und mit dem Zug fahren. Das Schönste war, dass ich wieder essen und trinken durfte. Jeden Tag durfte ich eine Brotzeit bestellen, und ich erinnere, dass es jeden Tag dasselbe gab: eine mit Butter bestrichene Semmel mit saftigem Schinken. Damals habe ich auch das erste Mickey-Maus-Heft bekommen und es jeden Tag mehrere Male durchgelesen. Ohne den Begriff damals zu kennen, erfuhr ich die wunderbare und heilsame Wirkung einer gutartigen Regression, eines Rückfalls in überwundene Verhaltensweisen.

Wenig später fand nochmals eine Operation statt, dieses Mal in einer Baracke. Ich war gestürzt und hatte mir das Knie aufgeschlagen. Das war so belanglos, dass es von niemandem beachtet wurde. Kurz darauf bekam ich jedoch Fieber, von meinem Knie bis an die Füße waren rote Streifen zu sehen. Wieder wurde der Arzt geholt. Er diagnostizierte eine Blutvergiftung, die sofort operiert werden musste. Der Esstisch wurde freigeräumt und zum Operationstisch umfunktioniert. Ich wurde ausgezogen und daraufgelegt. Der Arzt breitete ein Taschentuch über mein Gesicht. Mein damals 21-jähriger Bruder hielt mich an den Oberarmen fest, dann träufelte der Arzt Äther auf das Taschentuch. Ich glaubte zu ersticken und qualvoll sterben zu müssen. Noch heute erinnere ich Gefühle von Ausgeliefertsein, von Ohnmacht und Todesangst.

Nach einigen Jahren wurden uns zwei kleine Räume in einer anderen Baracke des Flüchtlingslagers zugewiesen. Endlich konnten wir das Massenlager in der Baracke 11 verlassen und zogen in Baracke 2. Jetzt konnten die Eltern endlich in einem eigenen Zimmer und wir drei Söhne im anderen Zimmer schlafen. Auch hier fanden außer den Betten nur wenige Möbel Platz. Ich erinnere mich an einen Holztisch mit Stühlen. An der Wand stand eine Art Buffet mit Geschirr und allen möglichen Gebrauchsgegenständen. Aber erstmals hatten wir eine Wohnung, die ein begrenztes Maß an Intimität gewährte. Nebenan wohnte eine weitere Familie, nur durch einen kleinen Gang von uns getrennt, ein Ehepaar mit zwei Söhnen in einem einzigen Raum. Beide Eltern waren gehörlos und verständigten sich vorrangig über Gebärdensprache, welche auch ihre Kinder perfekt gelernt hatten. Einige jener Gesten und Gebärden erinnere ich noch heute. Mit dem jüngeren der beiden Söhne hatten wir regen Kontakt, so dass ich auch die Eltern näher kennen lernte. Deren Sprachverhalten erschien mir damals befremdlich, teils machten Mutter und Vater auch undifferenzierte gurrende Laute, welche ihre Kinder jedoch sofort verstanden.

Der Vater der Familie erkrankte schwer an Krebs. Viele Monate lag er in seinem Bett. Je weiter die Krankheit fortschritt, umso mehr breitete sich ein entsetzlicher Geruch nach Krankheit, Zerfall und Sterben aus. Es war eine Mischung aus Fäulnis und von desinfizierenden Mitteln wie Sagrotan. In den letzten Wochen vor seinem Tod erfüllte der Gestank die gesamte Baracke, es war kaum auszuhalten. Der Mann zerfiel regelrecht. Ich kann mich nicht erinnern, dass Pflegepersonal oder gar Ärzte zur Versorgung kamen, die Familie musste alles selbst bewerkstelligen. Eines Nachmittags starb der Familienvater. Laut schluchzend brachte uns seine Frau die Nachricht. Sie weinte hemmungslos, es war kaum zu ertragen. Sie waren mit ihrer Gehörlosigkeit ein einvernehmliches Paar gewesen, jetzt war sie allein mit ihren Kindern in einer kalten, schweigenden Welt.

Der Mann wurde in einer leer stehenden Baracke aufgebahrt. Alle Bekannten konnten ihn dort besuchen und ansehen. Ohne weiteres Überlegen ging ich mit meinen Eltern mit. So habe ich meine erste Leiche gesehen. Der unbewegliche Leichnam erschreckte mich. Ein eisiges Gefühl von Ewigkeit und Endlichkeit wehte mich an. In der folgenden Nacht hatte ich einen schrecklichen Traum. Ich war in dem Barackenraum zusammen mit dem aufgebahrten Leichnam und konnte nicht heraus, weil der Raum abgeschlossen war. Es wurde immer kälter im Raum. Ich geriet in große Panik. Voller Angst wachte ich schließlich auf. Wie gerne wäre ich zu meinen Eltern ans Bett gegangen, aber ich traute mich nicht, sie zu wecken. So blieb ich mit meiner namenlosen Angst in meinem Bett liegen und wartete auf den Morgen. Ich glaube, dass ich damals, ich war wahrscheinlich neun Jahre alt, mit der unerbittlichen Wahrheit konfrontiert worden bin, dass jeder Mensch sterben muss und dass es Trennungen gibt, die immer und ewig andauern.

Armut

Das Leben im Flüchtlingslager war ein Leben in völliger Armut. Wer nicht erlebt hat, wie es ist, nichts zu besitzen, kann es sich nicht vorstellen. Nicht einmal der schäbige Tisch in der Baracke gehörte uns, auch keiner der wackeligen Stühle. Wir besaßen nichts, und darum waren wir auch nichts.

Wie wir heute wissen, ist es für arme Menschen sehr schwer, meist sogar aussichtslos, in einen bestimmten Teil der Gesellschaft ›hineinzuwachsen‹. Oft bleiben sie ausgeschlossen, bilden eine Parallelgesellschaft. Ich hatte das große Glück, dass meine Eltern darauf bestanden, dass ich das Gymnasium besuchte. Das wurde zur entscheidenden Schaltstelle in meinem Leben, denn so wurde der Weg für meinen sozialen Aufstieg gebahnt.

Ein Leben in Armut ist entsetzlich. Nichts von dem, was ein Kind sieht, was es sich ersehnt, kann es bekommen. Ich erinnere, dass ich jedes Mal fürchterlich angebrüllt wurde, wenn ich etwas haben wollte. Dass man kein Geld habe und dass ich das wohl wisse und doch endlich mit meinem ständigen ›Haben wollen‹ aufhören solle! Armut bedeutet vor allem, nicht teilhaben zu können. Armut ist peinlich. Sie lässt schon vorhandene Schamängste gigantisch anwachsen. Solche Ängste sind wesentliche Bestandteile einer sozialen Phobie, etwa, nicht in der Öffentlichkeit sprechen zu können. Im Jugendalter hat es mich eingeholt. Ein Teil des Makels ist an mir kleben geblieben. Bis heute fühle ich mich in speziellen Gruppierungen unserer Gesellschaft nicht wohl.

Arme Kinder sind oft unversorgte Kinder, sie werden häufiger krank. Wahrscheinlich hatte ich das große Glück, während meiner Kindheit nur selten krank gewesen zu sein und keine größeren Mängel erlitten zu haben. Einmal musste ich zum örtlichen Zahnarzt. Offensichtlich hatten sich zwei meiner Zähne entzündet. Doch der Zahnarzt versuchte gar nicht, sie zu erhalten, er zog sie einfach heraus. Damals war ich erst zehn Jahre und verlor zwei meiner wichtigen Backenzähne.

Irrationale Angst zu verarmen, ist ein Krankheitszeichen von vielen depressiven Entwicklungen. Bei mir war es immer auch ganz reale Angst, die mich anstachelte. Von meinem 16. Lebensjahr an habe ich jeden Tag nach dem Unterricht zwei Stunden in einer Fabrik gearbeitet. In allen Schulferien habe ich ebenfalls durchgearbeitet, fuhr nie wie andere in den Urlaub. Dauernd fürchtete ich, auch später noch, zu verarmen und für meine Familie, meine Kinder nicht ausreichend sorgen zu können. Nie mehr wollte ich an einem ähnlichen Ort wie dem Flüchtlingslager leben müssen. Das hat mich dazu angehalten, immer viel zu arbeiten. Zum Glück hat mich das nicht belastet, weil mich meine Arbeit erfüllt hat und ich immer gern gearbeitet habe. Noch etwas anderes kann eine wichtige Motivation werden. Sich entwertet und beschämt fühlen liegt auf einer Ebene mit Zeigelust, es sind die jeweils extremen Pole. Es allen Menschen zeigen zu wollen, kann zum wesentlichen Motiv werden, den sozialen Aufstieg zu schaffen! Dieser Erfolg ist letztlich eine Konsequenz der kindlichen Demütigungen.

Meine religiöse Erziehung

Obwohl meine Eltern kaum religiös waren, bin ich von den damaligen Religionslehrern und Pfarrern streng katholisch erzogen worden. Bis zum heutigen Tag bin ich Mitglied der katholischen Kirche geblieben. Dabei bewegt mich eine ähnliche Vorstellung, wie sie Hindus haben: Ich bin in diese Kirche hineingeboren und werde darum bis zu meinem Tod in dieser Gemeinschaft bleiben. Ich muss mich mit allem, was Teil von ihr ist – ob gut oder schlecht – auseinandersetzen. Ich darf nicht flüchten, ich muss allem standhalten, von schrecklichen Missbrauchstaten bis hin zu einer erstarrten Dogmatik. Andererseits gäbe es ohne das Christentum keine Bergpredigt, keine Musik von Johann Sebastian Bach und nicht die Kathedrale von Chartres. Es gäbe aber auch kein strenges, gelegentlich krankes Gewissen mancher Menschen und keine durch kirchlichen Dogmatismus erzeugte Neurosen.

Zu Beginn und am Ende des Unterrichts wurde damals gebetet, auch im Gymnasium. Ich empfand das als stimmig und habe so gut wie alle Lehrer dabei als authentisch empfunden. Der Religionsunterricht wurde von Kaplanen gehalten, auch die Einführung in die erste Beichte und die erste Kommunion, und bestand im Wesentlichen aus Drohen und Ängstigen. Du darfst nicht sündigen! Wenn du sündigst, dann kommst du in die Hölle! Diese Drohung wirkte allzeit in meinem Hinterkopf. In dem Jahr, in dem wir zur Kommunion geführt wurden, mussten wir richtig leiden. Jeden Samstag, jeden Sonntag hatten wir Kommunionunterricht. In jede abendliche Maiandacht mussten wir gehen, in alle Sonntagsgottesdienste sowieso. Unser Religionslehrer war ein Kaplan, der ungemein asketisch wirkte und genauso unerbittlich mit uns umging. Er schrie uns an, wenn etwas nicht so ablief, wie er sich das vorgestellt hatte, und er schlug auch.

Zwei Ereignisse haben damals mein Verhältnis zum Christentum geprägt. Am Samstag, direkt vor der Heiligen Kommunion, fand Unterricht statt. Danach war eine Stunde frei, ehe wir die letzte Vorbereitung treffen sollten. Dafür hatten wir die Aufgabe erhalten, das Lied »Jesus Dir leb ich …« auswendig zu lernen. Ich hatte den Text bereits gelernt, mir aber vorgenommen, ihn in der freien Stunde vor dem Kommunionunterricht zu wiederholen, um den Text perfekt zu beherrschen. Doch am Ende des Unterrichts kam der Lehrer zu mir und befahl mir, für ihn zur Post zu gehen. Ich erschrak heftig, denn die Post war weit weg, und ich kannte das Lied noch nicht richtig. Ich beeilte mich, musste dort aber warten und kam verspätet zurück. Ich wollte meine Verspätung erklären, kam aber gar nicht dazu. »Du sagst jetzt das Lied auf«, schrie der Kaplan mich an. Ich kannte den Text zwar ein wenig, geriet aber ins Stottern, weil meine Angst so groß war. Da schlug er mir mit der flachen Hand ins Gesicht, wieder und immer wieder. Ich sah in seinen Augen ein Blitzen, eine sadistische Lust, die Macht zu haben – während ich ihm gegenüber vollständig wehrlos war. Solche Menschen wie mich müsse er zum Tisch des Herrn führen, schrie er. Da sei sein heiliger Zorn doch mehr als angebracht! Ich weinte vor Schmerz, aber vor allem vor Scham. Ich fühlte mich als nichtswürdiger, schuldiger Mensch – da war ich neun Jahre alt!

Das andere Ereignis fand zwei Tage später statt. Ein ganzes Jahr lang waren wir alle Gebote, vor allem Verbote durchgegangen und hatten über Sünde und Strafe gesprochen. Dass wir körperlich und seelisch rein sein müssten, um den Leib Jesu aufzunehmen. Eine wichtige Rolle spielte bei der Vorbereitung, dass wir nüchtern zur Erstkommunion gehen müssten. Wir durften vorher nichts gegessen und getrunken haben, wenn wir den Leib des Herrn empfingen. Dann kam der Tag der Erstkommunion, und es war eine recht schöne Feier. Wir waren alle froh, die Zeit der Vorbereitung überstanden zu haben. Am Tag danach sollten wir noch einmal gemeinsam kommunizieren, und anschließend wollten wir einen Ausflug machen. Meine Eltern kümmerten sich nicht um diese Angelegenheiten, so frühstückte ich wie immer mit ihnen – ich hatte völlig vergessen, dass ich nüchtern bleiben musste. Danach kam das Entsetzen: Ich hatte gegessen und getrunken! Ich konnte nicht mehr zur Kommunion gehen. Aber was sollte ich den anderen Kindern, was dem Kaplan sagen? Ich geriet in entsetzliche Ängste und Gewissensnot.

Schließlich entschied ich mich, einfach zur Kommunion zu gehen. Die Angst vor der Blamage war stärker als alles andere. Aber nach der Kommunion war mir bewusst: Ich hatte wissentlich eine Todsünde begangen! Monatelang schleppte ich diese Schuld mit mir herum. Endlich vergaß ich alles ein wenig und konnte wieder fröhlicher sein. Dann hatte ich einen Traum, an den ich mich noch heute erinnere: Ich bin gestorben und in die Hölle gekommen. Ich stehe vor dem Teufel. Er sieht genauso aus, wie ich ihn mir vorgestellt habe. Er hat eine schreckliche Fratze, ist behaart und hat Hörner, er lacht und lacht. Ich kriege panische Angst. Vor allem weiß ich in diesem Moment, dass es endgültig ist. Ich bin in der Hölle, und ich kann nicht mehr raus. Es ist für die Ewigkeit.

Ich bin schreiend aus dem Traum aufgewacht. Das Gefühl, zur Hölle verdammt zu sein blieb. Ich erinnere mich daran, dass meine Mutter mich am nächsten Tag besorgt gefragt hat, ob ich krank sei. Ich habe geantwortet, es sei nichts. Erst langsam, nach Monaten, ist dieses Gefühl allmählich geschwunden. Aber mein empfindliches Gewissen ist mir als Kind geblieben. Ich bin ein gewissenhafter Mensch – ich war in »Gewissen-Haft«. Erst meine beiden Psychoanalysen haben mein Gewissen flexibler werden lassen. Meine damalige religiöse Erziehung habe ich nur beängstigend erlebt, sie hat mich zusätzlich seelisch krank werden lassen!

Kinder Lager Leben

Die meisten Kinder hielten sich nur ungern in den Baracken auf, alle bewiesen einen intensiven Drang nach draußen. Dort konnten wir immer Spielkameradinnen und -kameraden finden. Mädchen und Jungen hatten ein unverkrampftes Verhältnis zueinander. Wir spielten Fangen, Verstecken, Blindekuh und immer wieder die unterschiedlichsten Rollenspiele. Fußball mochte ich nicht, das ist bis heute bei mir so geblieben. Es interessiert mich einfach nicht. Später hatten viele von uns Mundharmonikas. Wir spielten allein oder in Gruppen Volkslieder und Schlager, die wir gehört hatten. Natürlich gab es auch Streit, Auseinandersetzungen, Schläge. Aber die Beziehungen und Freundschaften im Flüchtlingslager waren überwiegend harmonisch, ja sogar liebevoll. Die Kinderpsychoanalytikerin Anna Freud hat ähnliche Beobachtungen bei den englischen Kriegskindern und elternlosen Kindern aus Konzentrationslagern gemacht, die von ihr betreut wurden. Die ungewöhnliche emotionale Abhängigkeit der Kinder voneinander wurde durch ein Fehlen von Eifersucht und Rivalität deutlich, wie das Geschwister in gewöhnlichen Familien fast immer entwickeln. Anna Freud erklärt das damit, dass die Erwachsenen zu jener Zeit für die Kinder nur eine geringe Rolle spielten. Darum rivalisierten die Kinder auch nicht um deren Gunst und Anerkennung. So war das wohl damals auch bei uns; die Gruppe der Kinder im Lagerhof spielte wahrscheinlich eine größere Rolle als die Beziehungen zu den Eltern und innerhalb der Familie.

Noch heute schreibe ich regelmäßig einem gleichaltrigen Mädchen, das schon viele Jahre in Kanada lebt. Erika wohnte mit Eltern und ihren fünf Geschwistern in einer nahen Baracke. Die Familie stammte aus Rumänien, sie hatten nahe am Schwarzen Meer gelebt. Sie war wieselflink und unglaublich stark. Von niemandem ließ sie sich etwas gefallen. Einige Jungen, die sie geärgert hatten, waren von ihr heftig verprügelt worden. Alle hatten großen Respekt vor ihr.

Als ich 1949 ins Flüchtlingslager kam, waren die Folgen von Zerstörung und Vernichtung durch den Zweiten Weltkrieg noch überall zu erkennen. Jungen sind von Waffen, von Pistolen, Gewehren, Bomben und Granaten begeistert. So ging es damals auch uns. In der gesamten Umgebung des Lagers, vor allem in den Wäldern, suchten wir nach Waffen. Dabei bedachten wir nicht, wie gefährlich unsere Suche war, denn allerorts befanden sich noch nicht gezündete Granaten und Blindgänger in der Erde. Regelmäßig wurde in der Zeitung davon berichtet. Begehrt waren vor allem Bajonette, Stichwaffen, die am Lauf von Gewehren befestigt waren und im Nahkampf eingesetzt wurden. Einige der Jungen besaßen eine solche Klinge und demonstrierten sie voller Stolz. Waffen wurden oft in der Nähe von Bombentrichtern im Wald gefunden. Der makabre Grund dafür war sicherlich, dass dort sehr viele Soldaten ums Leben gekommen waren.

Häufig entdeckten wir Gasmasken, die uns ebenfalls faszinierend erschienen. Sie waren aus Gummi, hatten große Froschglasaugen und einen Atemschutzfilter. Diese Filter zerlegten wir, um die darin enthaltenen Stoffe zu untersuchen. Uns war nicht bewusst, dass die Inhalte auch giftig sein könnten, zumal wir uns so gut wie nie richtig gewaschen haben. Unsere Eltern wussten nicht im Geringsten, was wir den ganzen Tag so trieben. Einmal habe ich meiner Mutter erzählt, dass wir in einem Bombentrichter gespielt hätten. Sie war hell entsetzt und sagte, dass wir das auf keinen Fall nochmal tun sollten. Blicke ich heute zurück, so muss ich feststellen, dass unsere Waffensuche in der Tat höchst riskant gewesen ist. Es war großes Glück, dass wir uns dabei nicht verletzt, infiziert oder vergiftet haben. Ich glaube, dies ist wieder ein Beispiel dafür, wie wenig wir damals von unseren Eltern geschützt worden sind.

Mein engster Freund in der Grundschule war ein Junge aus dem Ort. Die Kinder von Ebelsbach lehnten uns Lagerkinder mehrheitlich ab und nannten uns »Lagerstinker«, was schmerzte, aber auch unsere Beziehungen im Lager festigte. Umso schöner war die Freundschaft zu Sepp. Er war ein stämmiger Frankenjunge mit breitem, unterfränkischem Dialekt. Durch ihn konnte ich erstmals eine »normale Wohnung« kennen lernen. Bei der Kirchweih zahlte Sepps Vater uns beiden eine Wurst, und wir durften sogar aus seinem Bierkrug trinken. So etwas habe ich mit meinem Vater niemals erleben können.

Im Sommer 1952 kam Helmut ins Flüchtlingslager. Er war zur Betreuung der Kinder in den Sommerferien ins Lager abgeordnet worden. Helmut war ein großer, schlaksiger Mann mit einem vergeistigten Gesicht und einer randlosen Brille. Er studierte Germanistik und Geschichte. Natürlich hatten wir keine Ahnung, was Germanistik war. Als er uns erklärte, dass das schlicht »Deutsch« sei, waren wir enttäuscht, denn das konnten wir alle doch auch. Ich weiß noch, wie Helmut jeden von uns in sein kleines Büro beorderte und einen kleinen Schwatz hielt, um uns kennenzulernen.

Es wurden ganz besondere Ferien. Helmut veranstaltete jeden Tag Spiele und brachte uns neue bei. Völkerball haben wir sehr gerne gespielt. Sogar »Rubgy«. Erst viele Jahre später habe ich erfahren, dass das Spiel eigentlich Rugby heißt, ein Mannschaftsspiel aus England ist und mit einem ellipsenförmigen Ball gespielt wird. Helmut lehrte uns aber auch Schach, er las vor, und wir konnten Bücher ausleihen. Zum ersten Mal kümmerte sich neben unserer Lehrerin auch ein Mann um uns. Ich erinnere noch, wie vor allem wir Jungen ihn umlagert haben, denn die meisten waren vaterlos groß geworden und hatten auch später keine spürbare Vaterbeziehung entwickelt. Wir litten aber unter einem enormen

»Vaterhunger«, wie es der amerikanische Psychoanalytiker James Herzog benannt hat. Als die Sommerferien zu Ende gingen, verließ uns Helmut wieder. Wir waren alle traurig.

Viel Abwechslung gab es im Flüchtlingslager nicht. Darum freuten sich alle, wenn Filmvorführungen stattfanden. Das Betrachten eines Films, sogar mit Ton, war etwas Neues für alle. Es hat mich spontan fasziniert. Die Filme wurden von zwei Vorführern gezeigt. Sie bauten den Projektor in unserem Klassenzimmer auf und führten danach ausgewählte Filme vor, die vor allem unserer Bildung dienen sollten. Zumeist waren es Wochenschauen, auch Filme über fremde Länder, über Menschen und Tiere.

Einige Filme erinnere ich, die ich als besonders aufregend empfunden habe. In einer der Wochenschauen wurde über den Koreakrieg berichtet. Städte wurden mit Kanonen beschossen, Flugzeuge kreisten über bewohnte Gebiete und warfen Bomben ab. Schlagartig wurde ich daran erinnert, dass es auch bei uns wieder Krieg geben könnte, und ich geriet in große Ängste. Ein Film berichtete über »Nanook« den Eskimo, das ist ein sehr bekannter amerikanischer Dokumentarfilm, von Robert J. Flaherty 1922 produziert. Schwammfischer von Florida, die in ihren bizarren Taucheranzügen Schwämme aus den Meerestiefen heraufholten, wurden in einem anderen Film gezeigt. Die Entwicklung des Fernsehens war ebenfalls ein Filmsujet. In jedem Haus werde einmal ein Apparat stehen, mit dem man Nachrichten aus der ganzen Welt und Filme, so viele man sich wünschte, empfangen könne. Das war für mich eine paradiesische Vorstellung, ich konnte mir aber überhaupt nicht vorstellen, dass das in unserer Familie einmal möglich sein könnte. Alle Kinder konnten die Filmvorführungen kaum erwarten, sie kosteten keinen Eintritt, sie sollten ja unserer Allgemeinbildung dienen.

Gelegentlich kamen Missionsbusse aus der Schweiz. Es wurde gebetet, dann geistliche Lieder gesungen und jemand von den Missionaren hielt eine Ansprache, vor allem an uns Kinder gerichtet. Ich hatte damals keine Ahnung, zu welcher Religion sie gehörten. Abschließend wurden Süßigkeiten an alle verteilt, was für uns das Bedeutendste war. Zum ersten Mal habe ich damals delikate Schweizer Schokolade gegessen.

Wir haben die Missionsbusse als unaufdringlich empfunden. Wir freuten uns sehr, wenn einer kam. Ich erinnere noch heute, wie elegant die Frauen gekleidet waren. Einmal kam eine der Missionarinnen in meine Nähe, und ich roch ihr Parfüm, was mir bis dahin fremd war. Die Frauen im Flüchtlingslager waren damals durchweg eher armselig gekleidet, manche vernachlässigten sich sogar. Mir ist der damalige Geruch und Anblick von Reichtum aus der Schweiz in Erinnerung geblieben – obwohl ich mich heute zum Leidwesen meiner Frau in der Regel nicht daran erinnern kann, wie jemand gekleidet war, dem ich begegnet bin.

Freundschaften und Rivalitäten

Die Kinder des Flüchtlingslagers wurden Teil meiner Familie. Wir haben zusammengehalten und einander unterstützt. Wir waren wie Geschwister, mit allen Zuneigungen, seltenen Rivalitäten und Streitereien, mussten wir uns doch gegenüber den Kindern des Dorfes behaupten. Schon darum haben wir uns als Gruppe stabilisiert; ich weiß noch, wie schrecklich es stets war, wenn ein Kind wegzog. Es erschütterte unser Bindungsverhalten, bedrohte die Sicherheit von allen, und wir gerieten in Angst. Im Flüchtlingslager habe ich erlebt, dass auch andere Kinder Bindungen festigen helfen, so dass sie sicher werden. Darum wollte ich auch nicht weg. Eines Tages erwähnte mein Vater, vielleicht würden wir bald in einer Stadt eine Wohnung bekommen. Ich weiß noch, wie es mir blitzartig schlecht geworden ist. Tagelang hatte ich Angst, wir würden aus dem Lager wegziehen. Erst als sich alles als blinder Alarm entpuppte, ging es mir wieder besser. Im Nachhinein ist mir deutlich geworden, welche Schicksalsgemeinschaft wir Kinder waren. Ich erinnere eine Geschichte, die ich naiv und unbefangen aufgenommen habe. Später habe ich mit Schrecken an jenes Gespräch zurückgedacht. Ein damals etwa zehnjähriges Mädchen erzählte mir: »Wenn unsere Eltern weggehen, kommen sofort unsere Brüder in unser Bett und ›spielen‹ mit uns«. Mit uns meinte sie sich und ihre beiden jüngeren Schwestern. Sie fügte noch hinzu: »Aber was sollen wir denn machen, die Brüder sind stärker als wir, und wir müssen es uns gefallen lassen«. Es bedeutete für das Mädchen eine Erleichterung, jemandem außerhalb ihrer Familie von ihrem Leiden erzählen zu können. Nahezu alle Kinder wurden damals zu wenig vor Übergriffen und überwältigenden Reizen im Flüchtlingslager geschützt. Ich glaube, dass uns diese Reize ständig überflutet haben und wesentliche Ursachen der nachfolgenden Traumata waren.

Die folgende Untersuchung bestätigt meine Annahmen. In den Jahren ab 1947 sind Schüler der Geburtsjahrgänge 1927 bis 1941 im Lebensalter zwischen 6 und 20 Jahren untersucht worden. Festgestellt wurden damals »nervöse Störungen«, übergroße Schreckhaftigkeit, motorische Unruhe, mangelnde Konzentrationsfähigkeit, Schlaf- und Sprachstörungen – Symptome, welche der heute so häufig diagnostizierten ADHS verblüffend ähneln. Was hatten jene Kriegskinder möglicherweise mit den heutigen bewegungsunruhigen Kindern gemeinsam? Vermutlich waren es vielfältige Traumatisierungen, der Zerfall von Familien, mannigfaltige Trennungserfahrungen und ein abwesender oder traumatisierter Vater. Genau dieselben Vulnerabilitäten stelle ich als Psychotherapiegutachter bei der Mehrheit heutiger Kinder mit ADHS-Diagnosen fest. Es existierte damals ganz sicher kein ausreichend günstiges Milieu, welches die Verletzlichkeiten hätte ausgleichen können. Diese so genannte »Langeoog-Untersuchung« bietet die wichtigste und zugleich exemplarische Beschreibung damaliger traumatisierter Kriegskinder.

Ich will zum Schluss ein kleines Erlebnis berichten, das aufzeigt, dass in Massenunterkünften und Flüchtlingslagern auch leicht dissoziale Entwicklungen entstehen können. In regelmäßigen Abständen kamen Händler mit ihren Lastwagen, die Alteisen gegen mehr oder weniger wertvolle Gegenstände eintauschten. Da gab es Kaffeekannen in Form von Katzen, Butterdosen in Gestalt von Hennen, Plastiken aus Bakelit und ähnliche – aus heutiger Sicht – ziemlich scheußliche Gegenstände. Die Kindergruppe war immer hell begeistert, wenn wieder mal eines jener Autos kam. Während der Woche suchten wir unentwegt Alteisen zum Eintauschen. Eines Tages kam ein besonders freundlicher Mann, dem wir als Kinder ganz offensichtlich Leid taten. Er belohnte uns für unser Alteisen besonders gut und schenkte jedem noch eine Kleinigkeit. Das Eisen luden wir auf sein Auto. Als er abfuhr, kletterten einige Jungen auf sein Auto und warfen das Eisen wieder herab. Das war vorher so verabredet worden.

Wir bestahlen ausgerechnet jenen Mann, der so freundlich zu uns gewesen war. Doch er hatte es bemerkt und hielt an. Es kam jedoch ganz anders, als ich erwartet hatte. Kein Schreien oder Schimpfen! Aber nie werde ich den Blick dieses Mannes vergessen, voller Enttäuschung, voller Trauer und Kummer über unser Verhalten. Ich fühlte mich nur schlecht, hatte ich doch vorher genauso wie alle andern begeistert zugestimmt, dass wir uns das Eisen zurückholen und nochmals verkaufen würden. Ein Gutes hatte der Vorfall dennoch für mich. Ich glaube, ich habe nie mehr in meinem Leben etwas Unrechtes tun können, ohne an den desillusionierten Blick des Eisenhändlers denken zu müssen.

Noch etwas anderes hat mich seither wachsam gehalten. In Cliquen und Gruppen können rasch so genannte ›ozeanische Gefühle‹ entstehen. Das sind mächtige Gefühle, welche die Kritik eines einzelnen völlig außer Kraft setzen können. Prediger und Politiker wissen sehr um solche massenpsychologischen Phänomene. In solchen Momenten kommt es zur völligen Fusion mit der Gruppe und zur Wahrnehmung nur noch eines einzigen Gefühls. Niemals hätte ich diesen Mann betrogen, aber ich habe meine eigene Verantwortung aufgegeben, um mein Triebhaftes, Asoziales mit der Masse auszuleben. Leider sind schon viele unselige Taten vor dem Hintergrund solcher Gruppenphänomene geschehen, die ein einzelner niemals getan hätte. Die kleine Szene macht mir heute zudem deutlich, wie sehr damals gute Väter gefehlt haben, die uns Gesetz und Grenzen durch ihr Vorbild gelehrt hätten. Auf die Vaterlosigkeit der damaligen Zeit und ihre Folgen werde ich noch eingehen.

In der dritten Klasse fiel mir ein gleichaltriges, damals neunjähriges Mädchen aus dem Dorf auf. Elisabeth hatte blonde, halblange Haare. Ihr Gesicht war hübsch und niedlich. Aber am schönsten waren ihre leuchtenden blauen Augen. Wenn ich zu ihr hinsah, lächelte sie mir zu, und ich fühlte, dass mich das zunehmend glücklich machte. Ich glaubte, dass sie mich gerne sah, weil ich ihr ebenfalls gefiel. Bald registrierte ich, dass ich, wenn ich nachmittags in der Baracke war, regelmäßig an sie denken musste. Es wurde zur lieben Gewohnheit, dass wir uns mehrfach während des Unterrichts ansahen und anlächelten. Ich wusste das nicht so zu benennen, aus heutiger Sicht hatte ich mich damals zum ersten Mal verliebt. Die anderen Kinder fingen an, sich über uns lustig zu machen. »Die gehen miteinander«, riefen einige. Das war uns aber gleichgültig, wir waren glücklich, wenn wir uns sehen konnten.

Ein paar Mal haben wir uns auch nach der Schule getroffen. Mit unseren Schulranzen liefen wir einen Feldweg entlang, auf den Berg hinter dem Lager hinauf. Dabei hielten wir uns an der Hand. Ich glaube nicht, dass wir viel miteinander gesprochen haben, wir waren nur glückselig, beieinander zu sein. Wir waren ein richtiges Liebespaar, obwohl wir erst neun Jahre alt waren.

Kleine Jungen erleben zwischen dem 4. und 6. Lebensjahr eine romantische Zeit, die von den Psychoanalytikern auch ödipale Phase genannt wird. Ein Junge lernt in Beziehung zu seiner Mutter, vereinfacht gesagt, wie man sich verliebt. Gleichzeitig beginnt er auch mit seinem Vater zu rivalisieren, den er als seinen Konkurrenten wahrnimmt. Irgendwann muss der kleine Junge jedoch feststellen, dass er verzichten lernen muss. Denn alles war eine Illusion, die Mutter hatte ja schon einen Mann, den sie liebte, den Vater des Jungen. Diese Enttäuschung muss der Junge überwinden. In dem Alter, als ich ödipale Liebe hätte empfinden können, fand die Vertreibung statt. Meine Mutter war voller Ängste, und die Depression ließ ihr Gesicht versteinern. Sie konnte mich wahrscheinlich nicht ausreichend liebevoll und wertschätzend ansehen. Anschließend war ich mit meiner Großmutter zusammen. Es war wohl für einen Vierjährigen schwer möglich, sich in eine 75-jährige Frau zu verlieben, auch wenn mich meine Großmutter über alle Maßen geliebt hat. Wahrscheinlich konnte ich darum meine Liebesgefühle nicht während der angemessenen Zeit ausprobieren. Erst der strahlende Blick von Elisabeth ließ mich in den düsteren Zeiten erfahren, wie schön es ist, sich zu verlieben.

Eine »Schickse«

Im winzigen Eckzimmer einer Baracke wohnte Wally. Wally war etwas grobschlächtig und hatte ein kantiges Gesicht. Sie war immer grell geschminkt und roch aufdringlich nach Parfüm. Keine der Frauen im Lager roch wie Wally und keine war so herausgeputzt wie sie, die meisten wirkten verhärmt. Die Erwachsenen sagten, Wally sei eine ›Ami-Schickse‹. Keines von uns Kindern wusste genau, warum das über Wally gesagt wurde.

Beinahe jeden Morgen spazierte Wally mit einem amerikanischen Soldaten durch das Lager und parlierte mit ihm auf Englisch. Neiderfüllt glaubten wir Kinder damals, dass es Wally besonders gut gehen müsse. Bestimmt bekäme sie von den amerikanischen Soldaten ganz viele Kaugummis geschenkt. Wenn die Rede auf Wally kam, schauten sich die Erwachsenen vielsagend an und begannen zu tuscheln. Wir Kinder hatten keine Ahnung, warum so viele Amerikaner Wally besuchten, und was sie von ihr wollten. Eines Morgens kam meine Mutter in die Baracke zurück und berichtete, dass sie gerade gesehen habe, wie Wally mit einem riesengroßen Schwarzen aus ihrem Zimmer gekommen sei. Ich entnahm ihrer Stimme eine gewisse Bewunderung, sogar Hochachtung. Im Nachhinein kann ich sagen, dass wir Lagerkinder damals relativ naiv und unbefangen mit Sexualität umgegangen sind. Ich glaube nicht, dass jemand eine genaue Ahnung davon hatte, was eine Ami-Schickse, also eine Prostituierte, nachts mit den Männern trieb.

Einmal lief ich mit einem Klassenkameraden auf der Dorfstraße, als uns Wally auf der anderen Seite entgegen kam. Der Junge brüllte zu Wally rüber: »Bist eine alte Schickse«, so wie er das wahrscheinlich von seinen Eltern gehört hatte. Wally stürzte uns entgegen und schlug ihm mit äußerster Kraft mit der flachen Hand auf die Backe, so dass er fast umgefallen wäre. »So, das hast du dafür«, meinte sie voller Wut. Doch als Wally wieder auf der anderen Straßenseite war und er genügend Sicherheitsabstand gewonnen hatte, schrie der Junge nochmals rüber: »Bist eben doch eine alte Schickse«. Ich habe das damals nicht begriffen. Nicht, warum der Junge die Frau, die ihm doch gar nichts getan hatte, absichtlich beleidigte, aber auch nicht, warum sich die Frau von dem Ausdruck so hat beleidigen lassen.

Oberrealschule Bamberg

Bis heute bin ich meinen Eltern sehr dankbar, dass sie mich in der damaligen Oberrealschule in Bamberg, heute ein neusprachliches Gymnasium, angemeldet haben. Angeregt dazu wurden sie durch meinen Grundschullehrer. Bis zu diesem Zeitpunkt hatte ich mich fast ausschließlich im Flüchtlingslager aufgehalten, und jetzt musste ich täglich in eine – in meinen Vorstellungen riesengroße – Stadt fahren (Bamberg hatte damals etwa 75 000 Einwohner). Heutzutage besuchen etwa 70 % aller Grundschüler das Gymnasium, damals war ich der einzige meiner Klasse. Schon die Aufnahmeprüfung war eine aufregende Angelegenheit, zumal ich wusste, dass mein Bruder zwei Jahre zuvor durchgefallen war und es erst im zweiten Anlauf geschafft hatte. Zwei lange Tage mussten mein Vater und ich nach Bamberg fahren und in dem respektheischenden, altehrwürdigen Gebäude ausharren.

Ich wundere mich heute noch, dass ich den Weg ins Gymnasium so unproblematisch geschafft habe. Ich bin verwundert darüber, was man Kindern alles zugemutet, aber auch zugetraut hat – immer, wenn ich die vielen parkenden Autos vor den Grundschulen sehe, wenn Mütter ihre Kinder direkt vom Unterricht abholen. Ich musste von der Baracke im Lager, die Schustersteige hinab, zum Bahnhof in Ebelsbach laufen. Dort stieg ich in einen Personenzug mit Wagen der dritten Klasse, ausgestattet mit Holzbänken, der von einer schnaufenden Dampflok gezogen wurde. Am Bahnhof Bamberg angekommen stieg ich aus und lief, die Luitpoldstraße entlang, zur Oberrealschule – das waren noch einmal etwa 20 bis 30 Minuten. Oft waren wir mehrere Schüler, die den

Weg zurückgelegt haben, nicht selten war ich auch allein. Im Winter kam ich gelegentlich abends erst um 20 Uhr im Lager an. Damals war ich etwa 11 Jahre alt. Die Stadt war ein geheimnisvolles Paradies. Ich entdeckte die Schätze in den Kaufhäusern und lief oft durch die Spielzeugabteilungen, allerdings ohne einen Pfennig in der Tasche.

In der Schule war mit einem Mal alles anders. Wir hatten Fachunterricht von vielen Lehrern. Lehrerinnen am Gymnasium waren damals noch die Ausnahme. Wir mussten zu allen Herr Professor sagen, aber ich erinnere alle Lehrer freundlich und zugewandt. Erstaunt war ich darüber, dass mir das Lernen immer noch so leichtfiel und ich sehr gute Noten hatte, obwohl ich von meinen Eltern keine Unterstützung erfuhr. Lediglich der Sport war mir ein Graus, Kletterstange, Barren und Reck habe ich als Foltergeräte betrachtet. Sie waren mir vollkommen fremd. Die flinken Stadtjungen hatten schon immer an diesen Geräten geübt. Ganz gespannt verfolgte ich ihre akrobatischen Leistungen.

Meine Hausarbeiten wurden von meinen Eltern nicht beachtet, sie interessierten sich zu keiner Zeit dafür, was ich in der Schule bewältigte. Auch mein erstes Zeugnis vom Gymnasium nahmen sie ganz selbstverständlich hin, obwohl es – außer Sport und Musik – lauter Einsen enthielt. Sabine Bode hat diesem Phänomen in ihrem Buch »Die vergessene Generation. Die Kriegskinder brechen ihr Schweigen« ein ganzes Kapitel gewidmet, das sie mit »Das große Desinteresse« überschrieben hat. Hierauf werde ich noch zu sprechen kommen.

Eines Tages sagte mein Klassenlehrer, dass ich auf das Rektorat kommen sollte. Da erschrak ich, denn das war ein geheimnisvoller, fast heiliger Bereich. Der Direktor empfing mich sehr freundlich, befragte mich über meine Eltern und mein Leben im Lager. Schließlich eröffnete er mir, dass ich einen Preis erhalten würde, weil ich das beste Zeugnis der Schule habe. Hundert Mark gab es dafür. Das war damals etwa der Monatslohn eines Arbeiters. Das Geld habe ich meinen Eltern übergeben. Ich weiß nicht, wofür sie es ausgegeben haben. Eine Mark habe ich behalten dürfen. Dafür habe ich mir im Kaufhaus Homer eine rotweiße Tafel mit zuckrigem Pfefferminz gekauft, die ich mir über mehrere Tage eingeteilt habe.

Ich glaube, im Flüchtlingslager und auf dem Gymnasium habe ich entdeckt, dass auch intellektuelle Leistungen etwas wert und wichtig sein können. Aus heutiger Sicht gehe ich davon aus, dass ich mit ihnen lebenslang das Gefühl kompensiert habe, ein elender Flüchtling zu sein, der aus einem schmuddeligen Lager stammt. Ich musste jedoch meine Denk-Funktion auch überbesetzen, um die Traumata in Schach halten zu können. Vernachlässigungen, abrupte Trennungen oder Gewalterlebnisse in den ersten zwei Lebensjahren können die intellektuelle Entwicklung eines Kindes über viele Jahre hinweg lähmen und sogar einschränken. Ich habe in dieser Hinsicht Glück gehabt, denn ich war sicher gebunden und hatte beständige Objektbeziehungen. Problematisch wird es in jenen Fällen, in denen die Bindungspersonen gewalttätig oder sexuell übergriffig sind. Wenn jene Menschen, denen ein Kind arglos vertraut, schwere Verbrechen an ihrem Kind begehen, haben die vom Trauma bewirkten Intelligenzmängel wahrscheinlich eine ähnliche Funktion wie die Dissoziation. Ein solches Kind kann niemandem mehr vertrauen und muss sich unentwegt aus einer unberechenbaren Welt zurückziehen.

TRAUMATISIERTE ERWACHSENE

Wird ein Mensch in einer Gefahrensituation von Angst überwältigt, die all seine zentralen Ich-Funktionen hemmt oder ausschaltet, sprechen wir von einem Trauma. Trauma, Trennung und Verlust können schwerste Auswirkungen auf das Selbstbild und das Weltbild eines Menschen haben. Ich war dabei, als der große Aggressions-Forscher Henri Parens in München geehrt wurde. Parens war bis zu seinem 12. Lebensjahr in einem Internierungslager, ehe ihn seine Mutter über den Stacheldraht hob und dem Jungen die Flucht gelang. In seinen Erinnerungen beschreibt er das Trauma zutreffend: »Da wo der Schmerz das Erträgliche übersteigt, die Psyche in Schock versetzt, das Gehirn und den Körper außer Gefecht setzt, wie ein Blitz unauslöschlich einschlägt: Dort wird der Schmerz augenblicklich zu einem Teil von uns. Das Erleben einer unerträglichen Qual wird in der Amygdala, einen der ältesten unserer Hirnteile, eingebrannt und strahlt von dort auf das Frontalhirn aus: Es wird dauerhaft festgehalten. Oft ist es eine Serie von Körper und Geist verstörenden Ereignissen, wobei jedes Ereignis die Erfahrung des Leids noch tiefer in das Gehirn und die Psyche einbrennt«.

Nahezu alle Erwachsenen im Flüchtlingslager waren schwer traumatisiert, Frauen wie Männer. Doch sie wurden als gesund und arbeitsfähig eingeschätzt, denn es gab nur wenige körperliche Störungen, die aber damals nicht mit den Traumata in Verbindung gebracht wurden. Psychoanalyse wurde bereits im Ersten Weltkrieg erfolgreich zur Behandlung der traumatisierten »Kriegszitterer« eingesetzt. Doch in den Nachkriegszeiten standen Hunger, Mangel und Wohnungsnot im Vordergrund. Da dachte niemand an die Behandlung von traumatisierten Menschen. Die Posttraumatische Belastungsstörung ist erst in den siebziger/achtziger Jahren gründlich erforscht worden.

Was damals nicht möglich war, sollte man auf keinen Fall bei den Eltern der heutigen Flüchtlingskinder versäumen, sie brauchen Hilfen und Unterstützung. Das Hauptrisiko besteht darin, dass bindungsgestörte und traumatisierte Erwachsene in narzisstischer Weise mit sich selbst befasst sind, alles kreist nur um sie selbst. Sie achten zu wenig auf ihre Kinder und schützen diese nur unzureichend. Ein befreundeter Arzt erzählte mir von einem fünfjährigen Flüchtlingskind, das ihm in der Notfallpraxis vorgestellt wurde. Der Junge hatte eine schwere Augenverletzung. Der Vater hatte neben ihm gesessen, geraucht und die Asche seiner Zigarette über ihm abgestreift. Die Glut sei dem Kind ins Auge geraten. Diese Szene zeigt exemplarisch, wie ein Kind zu wenig beachtet und damit gefährdet wurde.

Meine Mutter war eine gütige, liebe Frau, jedoch von den sich überschlagenden Lebensereignissen vollkommen überfordert. Sie war über viele Jahre alleinerziehend, musste drei Kinder versorgen, eines davon war mitten im Krieg geboren. Dann kamen die Luftangriffe, die Flucht in die Keller. Zwangsarbeit, Flucht, Leben im Lager. Erst 1947 kehrte ihr Ehemann, unser Vater, zurück. Seit ich mich erinnern kann, litt sie an depressiven Phasen und immer wiederkehrenden Ängsten.

Oft nahm sie mich zu sich, kuschelte mit mir und fühlte sich danach wahrscheinlich ein wenig angstfreier.

Mein Vater war zunächst beim tschechischen Militär gewesen, seit 1936 bei der deutschen Wehrmacht. Mit ihr war er 1939 in den Krieg gezogen. Er geriet in Serbien in Kriegsgefangenschaft, wo er bis 1947 in einem Bergwerk arbeiten musste. Dort fuhr ihm ein Kippkarren mit Gesteinen in den Unterleib, quetschte ihn ein, und er musste schwerverletzt ins Lazarett. Die Serben erkannten rasch, dass er für Arbeit nicht mehr taugte, er wurde darum entlassen. Er war zu 40 % Kriegsversehrter und bezog eine kleine Rente, hinzu kam Arbeitslosengeld, das er einmal in der Woche im Nachbarort abholte. Er ging »stempeln«, so nannte man das damals. Vieles, was ich mittlerweile kritisch und problematisch sehe, habe ich zur damaligen Zeit als nichts Besonderes wahrgenommen. Warum suchte er sich keine Arbeit, denn er war ein ausgezeichneter Konditor und hatte im Krieg für ganze Bataillone gekocht? Doch er war antriebslos, in sich gekehrt und rauchte, wie alle Männer im Flüchtlingslager, ununterbrochen. Er fand keine Worte und keine Emotionen, er verharrte einfach in Erstarrung und Vermeidung. Sonst weiß ich nur, dass er viel gelesen hat, Zeitungen, Illustrierte und Bücher. Ich erinnere nicht, dass er für das, was ich in der Schule tat, jemals Interesse gezeigt hätte. Ich habe ihm später verziehen, wahrscheinlich konnte er damals wirklich nicht anders. Er hat so gut wie nie darüber gesprochen, was er erlebt hatte – wie viele Jahre seines Lebens vergeudet worden waren – und dann dieses trostlose Ende. Wenn ich darüber nachdenke, was es für einen Mann wohl bedeutete, wenn ihm ein Grubenwagen den Unterleib gequetscht hatte, kann ich schon vor diesem Hintergrund seinen verminderten Antrieb verstehen. Darum ließ er die Tage, aber auch sein und unser Leben verstreichen.

Doch nicht alles kann auf die Rückzugsneigung traumatisierter Erwachsener zurückgeführt werden. Ich glaube, wir sollten dabei noch eine andere Tatsache berücksichtigen. Die Vorstellung von einem selbstständigem Kind, das von seinen Eltern bestmöglich geschützt, versorgt und liebevoll begleitet wird, war nicht zu allen Zeiten im Bewusstsein Erwachsener verankert. Die Beziehungen zwischen Eltern und Kindern zu jenen Zeiten waren andere. Oft galten Kinder als Besitz, mit dem getan werden konnte, was die Erwachsenen im Sinn hatten.

Heutige Flüchtlingskinder kommen aus verschiedenen ethnischen Gruppen, in denen andersgeartete Vorstellungen davon herrschen, wie Kinder angemessen begleitet und erzogen werden. Das andere Extrem stellt sicherlich das Verwöhnen und Überbehüten von Kindern in heutiger Zeit dar, ihre narzisstische Überhöhung durch die Eltern.

Nach dem Krieg kamen jeden Tag Männer mit abgerissenen Uniformen ins Lager. Sie hatten ausgemergelte Körper. Mit toten, starren Augen lagen viele tagsüber auf den Betten und rauchten Kette. Ihre Frauen schimpften unaufhörlich, weil sie so müde und passiv waren. Wie mein Vater waren sie traumatisiert und fanden nicht mehr den Weg ins Leben. Tabak und Zigaretten waren ihre wichtigsten Drogen, ihre Selbstmedikation. Viele waren ununterbrochen damit beschäftigt, Tabak herbeizuschaffen, Zigaretten zu schnorren, Tabakpflanzen in Blumentöpfen zu pflegen. Tabak war die wichtigste Währung, aber auch Zigarettenpapier war rar. Die meisten Männer benutzten Zeitungspapier. Dass sie damit auch gefährliche Dämpfe der Druckerschwärze inhalierten, beachteten sie nicht. Das vielleicht ekelhafteste war, dass wir Kinder weggeworfene Kippen aufsammelten. Die Stummel wurden aufgewickelt, der Tabak gesammelt und an die Erwachsenen weitergegeben. Was diese Tabakreste alles an Keimen und Schadstoffen enthielten, daran wurde kein Gedanke verschwendet.

Die zweite Droge, um Trauma und Depression zu betäuben, war der Alkohol. Ich habe nie mehr so viele volltrunkene Männer gesehen, wie damals als Kind im Lager. Manche betranken sich bis zur Bewusstlosigkeit und lagen dann irgendwo, bis sie wieder zu Bewusstsein gelangten. Einmal kam der ehemalige Lagerpolizist in unsere Baracke. Er kam gerne, denn ein junges Mädchen hatte es ihm angetan. Er schwenkte eine fast leere Flasche Danziger Goldwasser, dessen Inhalt mich immer fasziniert hat, weil kleine Goldplättchen darin schwimmen. Er schwankte und lallte. Ich las gerade in meinem Gebetbuch, um einen Liedtext auswendig zu lernen. Er sagte, Hansi gib mir mal das Gebetbuch! Aus ängstlichem Respekt heraus gab ich es ihm und hatte sofort Angst, er könnte es beschädigen. Meine Mutter flüsterte mir zu: »Nimm es ihm weg, der reißt noch Seiten heraus und dreht sich Zigaretten!« Doch er stellte sich nur vorne hin und begann stammelnd daraus vorzulesen. Dann schien sein Rausch etwas nachzulassen, er gab mir das Buch zurück und setzte seine Pulle wieder an.

Eine andere Begebenheit hat mich damals sehr bewegt, so dass ich sie bis heute nicht vergessen konnte. Ein etwa fünfzigjähriger alleinstehender Mann, der in der so genannten Junggesellenbaracke lebte, hatte sich vollständig betrunken. Offensichtlich hatte er irgendwo uriniert und seine Hose danach nicht geschlossen. Er schwankte durch die Gegend, und alle sahen sein Geschlechtsteil. Viele lachten und grölten Unanständigkeiten. Die Runde der Zuschauer wurde immer größer, das Kreischen und Lachen immer lauter. Schließlich schrie eine Frau, das sei doch eine Sauerei, das sei ein perverses Schwein und man solle an die anwesenden Kinder denken. Irgendwer muss die Polizei verständigt haben, die den Mann abführte. Es kam zu einem Gerichtsprozess, in dem der Mann als gefährlicher Exhibitionist zu einigen Wochen Gefängnis verurteilt wurde. In der Nacht nach dem Urteil hat er sich aus Scham erhängt. Es war ein völlig harmloser Mann gewesen, der seine Depression mit Alkohol betäubt und ganz sicher keine exhibitionistischen Tendenzen gehabt hatte.

Das hässliche Gesicht des Traumas – gewalttätige, übergriffige Männer

Bislang habe ich nur über eine Gruppe traumatisierter Erwachsener berichtet, die sich aus der Welt zurückgezogen hatten und dissoziiert waren. Unmäßiges Rauchen und Alkoholmissbrauch waren verzweifelte Versuche, die inneren Anspannungen aushalten zu können. Doch Traumata können auch dazu führen, dass Schwierigkeiten bei der Regulation von Wut, Angst und sexuellen Impulsen auftreten. Auch Aufmerksamkeitsprobleme können entstehen sowie die Schwierigkeit, Spannungen umgehen zu können.

Im Flüchtlingslager gab es eine Baracke, in der ausschließlich alleinstehende Männer wohnten, die »Junggesellenbaracke«. Darin lebte eine heterogene Gruppe von Männern aller denkbaren Charaktere. Es gab viele ältere Männer, die noch nie mit einer Frau zusammengelebt hatten oder die ihre

Familie verloren hatten. Die älteren Männer waren wohl um die Sechzig, damals konnte ich das nur vage einschätzen. Einige Männer lebten sehr zurückgezogen. Ich vermute, dass die meisten Traumasymptome hatten, die sie zum Rückzug veranlassten. Nach außen führten sie ein unauffälliges Leben. Es gab aber auch eine Gruppe von jungen Männern, bis etwa vierzig Jahre alt, die sehr unbeherrscht und gewalttätig waren. Ständig kam es zwischen ihnen zu brutalen Auseinandersetzungen. Schon damals bemerkte ich, dass sie stets gereizt waren, wenig aushielten und blitzartig in eine grenzenlose Wut geraten konnten. Wenn ich heute von gewalttätigen Auseinandersetzungen in Flüchtlingsheimen lese oder höre, muss ich immer wieder an diese traumatisierten gewalttätigen jungen Männer meiner Kindheit denken.

Einmal habe ich eine Schlägerei um eine Nichtigkeit miterlebt. In der Junggesellenbaracke lebte ein etwas seltsamer älterer Mann, der Klemens hieß. Oft führte er Selbstgespräche, oder er erzählte fantastische Geschichten aus seinem Leben. Leidenschaftlich gern las er Wildwestromane. Meist erzählte er im Anschluss daran aus diesen Heftchen, dabei mischte sich Fantasie mit Wirklichkeit. Er selbst war zur Hauptfigur geworden und berichtete von seinen furchterregenden Abenteuern als Cowboy (von ihm ›Koffboi‹ genannt). Ein Mitbewohner, der sich regelmäßig solche Romane kaufte, hatte ihm versprochen, dass er den neuen als erster zum Lesen bekommen würde. Diesen wollte aber auch ein anderer Mann haben, den alle Bumpo nannten. Niemand wusste, wie er richtig hieß. Ich erinnere, dass Bumpo damals als besonders gewalttätig und brutal gefürchtet wurde. Schon geringe Reize genügten, ihn in Wut zu versetzen. Dann griff er sofort an. Um ihn rankten sich viele Fantasien, wie er besäße das siebte Buch Moses und würde mit dem Teufel in Kontakt stehen. Jene Vermutung gehörte zu den vielen magischen Ideen, die uns Kinder damals bewegten. Das siebte Buch Moses enthält angeblich Zauberei, Heilmethoden, aber letztlich viel Aberglauben.

Bumpo wollte den Wildwestschmöker, der bereits Klemens zugesprochen war, ebenfalls gleich lesen. Lesematerial war kostbar, und so verteidigte der alte Mann sein Recht. Bumpo befahl, ihm das Heft auf der Stelle auszuhändigen, ansonsten geschähe etwas. Klemens zögerte. Zu groß war sein Wunsch, das neue Heft lesen zu können. Da trat Bumpo auf den Mann zu, packte ihn am Kragen und schlug ihm mit aller Kraft mit der Faust ins Gesicht. Der alte Mann blutete heftig, schrie und fiel auf den Boden. Alle Umstehenden waren hell entsetzt, aber niemand mischte sich ein. Bumpo beachtete den Alten nicht weiter, hob das Heft auf und schritt triumphierend in die Baracke.

Das schlimmste Ereignis war für mich, als mein Vater niedergeschlagen wurde. Mein Vater war ein sehr sanfter Mensch, niemals hätte er einen Streit begonnen. Ich weiß nicht mehr, um was es ging. Ich erinnere nur noch, dass wir auf dem Hof standen. Ein brutaler Mann aus der Junggesellenbaracke, wesentlich jünger und kräftiger als mein Vater, streckte ihn mit einem Fausthieb blitzartig nieder. Einige Herumstehende lachten, was mich sehr beschämte. Jedes Kind möchte einen starken Vater haben, den es bewundern kann und der von anderen bewundert wird. Blutüberströmt stand mein Vater auf und ging einfach weg, um sich zu waschen. Ich war damals sehr von ihm enttäuscht, ich hätte mir gewünscht, mein Vater hätte sich zur Wehr gesetzt.

Als ich mit sechzehn Jahren selbst in eine ähnliche Situation geriet, habe ich eingesehen, dass er das nicht konnte, traumatisierte Menschen fühlen sich bei Angriffen häufig wie betäubt und gelähmt. Der Traumatisierte gerät sofort in die Opferrolle und lässt dann – scheinbar – wehrlos alles mit sich geschehen. Damals habe ich diesen Vorfall nicht vergessen können, er hat das Bild von meinem antriebsgestörten, schwachen Vater in mir verfestigt.

Fast alle Eltern im Flüchtlingslager waren traumatisiert. Traumatische Erfahrungen können das Seelenleben von Müttern und Vätern einschränken und sogar weitgehend zerstören. Die fortwährenden inneren Spannungen verhindern ein einfühlsames Eingehen auf das Kind. Auch eine Reflexion des eigenen Handelns ist oft nur noch bedingt möglich. Die Gefahr ist groß, dass die Beziehungen zum Kind lediglich als seelische Anstrengung erlebt werden. Dies kann zu unberechenbaren Aktionen führen oder zu emotionalen Rückzügen. Dann kann ein Kind seine Mutter nicht mehr erreichen, sie kann die Ängste des Kindes nicht mehr in sich aufnehmen, was zur Folge hat, dass der Erregungszustand eines Kindes nicht mehr ausreichend reguliert wird. Zusätzlich kann noch eine Überflutung durch die mütterliche Erregung stattfinden, wie ich es mit meinem Erleben im Luftschutzkeller geschildert habe.

Berichte aus einer ›Überlaufeinrichtung‹

Flüchtlingskinder und ihre Eltern, die gerade in Deutschland angekommen sind, stehen im folgenden Kapitel im Mittelpunkt. Hildegard Linge hat ehrenamtlich in einer der so genannten ›Überlaufeinrichtungen‹ gearbeitet. Sie ist Kinder- und Jugendlichen-Psychotherapeutin und arbeitete viele Jahre als Erziehungsleiterin in einem Psychotherapeutischen Kinderheim. Während eines großen Teils jener Zeit war ich dort therapeutischer Leiter und habe eng mit ihr zusammengearbeitet. Sie berichtet vom Alltag dort, von der ständigen Herausforderung für die Helfer und den schwierigen Bedingungen für die ankommenden, Hilfe suchenden Menschen.

Die Einrichtung hatte die Aufgabe, Flüchtlinge aufzunehmen, die aus den zentralen Erstaufnahmelagern des hiesigen Bundeslandes kommen und der Stadt zugewiesen wurden. Wegen der hohen Auslastung der eigentlichen Erstaufnahmeeinrichtungen konnten sie dort keinen Platz finden. Diese Art von Unterkunft wird als »Überlaufeinrichtung« bezeichnet. Klassisches Beamtendeutsch mit großen Chancen zum Unwort des Jahres.

Ein kirchlicher Träger suchte für eine solche kurzzeitig eingerichtete Flüchtlingsunterkunft ehrenamtliche Helferinnen und Helfer. Sie sollten die Bewohner bei hauswirtschaftlichen und weiteren alltäglichen Tätigkeiten unterstützen. Dies schloss ein, Personen bei Arztbesuchen oder Behördengängen zu begleiten. Einige Helferinnen begannen, mit aufgeschlossenen Flüchtlingen Deutsch zu lernen. Andere versuchten kindgerechte Angebote zu entwickeln, um mit den dort lebenden Kindern deren lange Freizeit sinnvoller zu gestalten.

Ich lernte die Einrichtung einen Tag vor Aufnahme der ersten Flüchtlinge kennen. Sie befand sich in einem einstöckigen Geschäftsgebäude, das in den letzten Jahren leer gestanden hatte. Gleich hinter den großen Eingangstüren mit blinden Glasscheiben standen flexibel verschiebbare weiße Trenn-

wände. Diese ließen keine Sicht auf den Innenraum zu. An einem Tisch mit Holzbank wachten Bedienstete des Sicherheitsdienstes. Alles wirkte auf mich zunächst abweisend – hier sollte man gern hineingehen? Der erste Blick hinter der Wand fiel auf einen Gang mit Holzboxen auf jeder Seite. Die Eingänge zu den Boxen waren mit großen schwarzen Tüchern verhängt. Die Sperrholzplatten reichten nicht bis zur Decke, die abgeteilten Kammern waren nach oben hin offen. Neonröhren erhellten den Raum. Der Boden war aus Beton, die Luft staubig und sehr trocken. Auf mich wirkte alles sehr beklemmend. Hier sollten Menschen, Kinder und Jugendliche leben, lebendig sein und sich heimisch fühlen können? Ich fühlte mich fremd, einsam. Gern wäre ich geflüchtet.

Unsicherheit und Hilflosigkeit

Beim offiziellen Rundgang durch die Einrichtung für die ehrenamtlichen Helferinnen und Helfer lernten wir die gesamte Unterkunft kennen. Viele von uns hatten sich von der besonderen Problematik der Flüchtlinge angesprochen gefühlt und waren erstmalig ehrenamtlich tätig. Es gab einen Raum für die Wäsche, mit Waschmaschinen und Trocknern. Die Waschräume und Duschen, für Frauen und Männer getrennt, waren durch schwarze Tücher abgeteilt. Die Toiletten – sogenannte DIXI-Klos – befanden sich außerhalb des Gebäudes auf dem früheren Parkplatz. Die Schlafboxen waren für sechs bis acht Bewohner mit Doppelstockbetten ausgestattet. Weiteres Mobiliar gab es nicht, nicht einmal Haken, um Kleidung aufzuhängen. Alles war neu, sauber, funktional und entsprach den mannigfaltigen Vorschriften, die es für stationäre Einrichtungen in

Deutschland gibt. Dennoch fiel auf, wie häufig sich die Mitarbeiterinnen und Mitarbeiter des kirchlichen Trägers, der diese Einrichtung übernommen hatte, in den Gesprächen für die karge, lieblos wirkende Inneneinrichtung entschuldigten. Gleichzeitig wurden fantasievolle Ideen entwickelt, wie etwa, die Wände mit Unterstützung von Kunststudenten kreativ zu gestalten. Doch den Menschen, die hier vorübergehend leben, wird es sicherlich wenig helfen, wenn die Realität lediglich übertüncht wird. Wie können wir, hauptamtliche und ehrenamtliche Mitarbeiter, die ungeschminkte Lebensrealität der Flüchtlinge aushalten? Das waren meine ersten Überlegungen: Fluchtfantasien sind bekanntlich die zentrale Gegenübertragung jeder Trauma-Arbeit und Traumapädagogik.

Vor allem quälte mich die Frage: Was soll ich *hier? Was kann* ich *erreichen? Inhaltliche Vorstellungen des Trägers und strukturierende Abläufe für die ehrenamtlichen Helferinnen und Helfer waren im Allgemeinen stecken geblieben; Zeitpläne, in die man sich eintragen könnte, mussten noch erstellt werden. Obwohl wir eingeladen waren und betont wurde, für wie dringend notwendig die Unterstützung durch ehrenamtliche Helfer erachtet werde, fühlte ich mich nicht angesprochen. Das, was hilfreich gewesen wäre, den neuen Helferinnen und Helfern Orientierungsmöglichkeiten durch die Vermittlung klarer Strukturen an die Hand zu geben, gelang nicht. Wir hätten gern mehr über die Aufgabenstellungen der Einrichtung und über den Tagesablauf erfahren. Verwirrt, irritiert und mit einem Gefühl von trauriger Hilflosigkeit verließ ich die Flüchtlingsunterkunft. Dieses lähmende Gefühl begleitete mich in den nächsten Wochen.*

Die größte Bewohnergruppe, die in der Einrichtung vorübergehend lebte, stellten die Syrer, gefolgt von der Gruppe der Kur-

den, die aus Syrien, dem Iran oder dem Irak kamen. Eine kleine Gruppe von Flüchtlingen kam aus Afghanistan sowie einigen anderen afrikanischen Staaten, unter anderem Eritrea und Somalia. Aus den arabischen Staaten kamen überwiegend Familien, teilweise waren Großeltern, Eltern und Kinder gemeinsam geflüchtet.

Die sprachliche Verständigung mit den Flüchtlingen, aber auch die der Flüchtlinge untereinander, war sehr schwierig. Einige der jüngeren Flüchtlinge konnten Englisch, die meisten Bewohner sprachen jedoch keine Fremdsprache. Mit der überwiegenden Anzahl der Flüchtlinge verständigten wir uns über einen Mitbewohner, der mit Händen und Füßen ›übersetzte‹. Allerdings konnten wir nie sicher sein, ob er uns verstanden hatte. Unsere Gesten begleiteten wir mit deutschen oder englischen Wörtern. Obwohl das Hocharabisch, so ein Mitarbeiter, der aus der Region stammte, ein verbindendes Element der Menschen aus dem arabischen Raum sei, sprachen die jeweiligen Bevölkerungsgruppen nur ihren eigenen ›Dialekt‹. Bei der Belegung der Betten ging es daher nicht nur um die Beachtung religiöser Vorbehalte und Befindlichkeiten der Flüchtlinge. Auch der Aspekt der Verständigung musste berücksichtigt werden. So wurde es etwa vermieden, Menschen aus dem Iran und Irak in gemeinsame Schlafkammern zu legen.

Aufgrund der Verständigungsprobleme kam es wiederholt zu Missverständnissen. So kam ein älterer Mann mit einem Zettel, auf dem jemand aufgeschrieben hatte, er benötige wegen seiner Schmerzen dringend einen Augenarzttermin. Als die Sprechstundenhilfe in der Augenarztpraxis fragte, welche Erkrankung vorläge und die Art seiner Beschwerden wissen wollte, stellte sich heraus, dass der alte Mann ein ihn quälendes Hühnerauge hatte.

Traumatisierte Eltern – heute

Traumata beeinträchtigen die Beziehungsfähigkeit zu den Familienmitgliedern und vor allem zu den eigenen Kindern. In Therapien können wir immer wieder beobachten, dass traumatisierte Mütter und Väter nicht in der Lage sind, adäquat auf heftige negative Affekte ihrer Säuglinge zu reagieren, weil die Hilflosigkeit und Ohnmacht des Kindes sie an ihre eigenen Erfahrungen während des Traumas erinnert. Dies gilt auch für ihr späteres Verhalten gegenüber älteren Kindern.

Die meisten Eltern schienen so mit sich selbst beschäftigt, dass sie ihre Kinder nur bedingt wahrnahmen, sich nicht mit ihnen abgaben oder gar mit ihnen spielten. Als ich einem Vater zeigte, dass seine – vielleicht zweijährige – Tochter die Kugelschreiberspitze im Mund hatte und an ihr saugte, zuckte er mit den Schultern und signalisierte, dass es der Tochter halt Spaß mache und sie schreien würde, wollte man versuchen, ihr den Kuli aus dem Mund zu nehmen.

Der im vorigen Kapitel beschriebene, erstarrte und unentwegt rauchende Mann in der Zeit nach dem Zweiten Weltkrieg zeigt sich heute in anderer Gestalt. Die Männer und Väter in den Flüchtlingsunterkünften haben heute technische Möglichkeiten, die das »Erstarren« teils verdecken und modifizieren. Dissoziationen können vielerlei Gestalt annehmen. Männer und Frauen telefonieren stundenlang. Ich war noch nie mit derart vielen Menschen zusammen, die so gut wie ununterbrochen telefonierten. Mir fiel dazu das Bild einer Nabelschnur ein. So lange sie nicht unterbrochen ist, muss man sich nicht getrennt von einem nährenden und fürsorgenden Objekt erle-

ben. So lange die Flüchtlinge beispielsweise mit Verwandten im Irak telefonieren und Fotos oder kleine Filme geschickt bekommen, scheinen sie sich der Illusion hinzugeben, sie wären nicht wirklich in einer fremden, unvertrauten Welt angekommen, in der sie für sich selbst sorgen müssen, ohne eine schützende Großfamilie im Hintergrund. Ist ein Telefonat beendet, wird Musik des jeweiligen Landes bzw. der Region gehört. Dies geschieht alles über das Internet, sind doch die meisten, insbesondere die jüngeren Flüchtlinge mit modernster Technik ausgestattet. Sie sitzen dann, genau wie es zuvor für die Zeit nach dem Zweiten Weltkrieg beschrieben wurde, mit leeren Augen vor sich hin starrend da oder schauen andere an und doch durch sie hindurch. So saß der Vater des kleinen Mädchens mit dem Kuli im Mund keine zwei Meter von seiner Tochter entfernt, sah sie jedoch nicht »wirklich«. Er schien wie »abgemeldet«, Augen und Mimik starr, saß er seit über einer Stunde bewegungslos auf einer Bank und hörte seine Musik. Sorge, geschweige denn Fürsorge, brachte er seiner Tochter nicht entgegen. Sein wichtigstes Argument, weshalb er ihr den Kuli nicht abnehmen wollte: Sie würde dann schreien. Schon in der Art, wie er das sagte, wirkte er völlig überfordert und kraftlos. Offensichtlich ertrug er ihre negativen Affekte nicht.

Es ist nicht immer leicht dort zu arbeiten: Die ehrenamtlichen, sehr engagierten Frauen haben ihre Lieblinge und beschäftigen sich relativ viel mit einzelnen Kindern. Manche Eltern wirken recht depressiv, fast dumpf. Sie scheinen froh zu sein, dass ihre Kinder beschäftigt werden, dass fremde Frauen (und Männer des Wachdienstes) ihre Kinder zum Lachen bringen, mit ihnen singen, sie auf dem Schoß sitzen lassen oder die jauchzenden Kinder in die Luft werfen. Die Idee, die Eltern einzubeziehen, kam bisher nur einer alten Dame.

Die durchschnittliche Aufenthaltsdauer der Bewohner dort betrug ein bis zwei Wochen, in Ausnahmefällen bis zu drei Wochen. Wurde passender Raum in einer der Ersteinrichtungen frei, zogen die Flüchtlinge um. Dieser Transfer – so die offizielle Bezeichnung – wurde zumeist erst wenige Stunden vorher bekannt gegeben. Für die Flüchtlinge bedeutete das eine weitere Belastung: Sie verstanden nicht, warum der erneute Umzug sein musste, packten erneut, saßen, wie so oft in den letzten Monaten, auf gepackten Taschen, Beuteln oder Koffern. Resignativ warteten sie auf das Taxi, das mal pünktlich oder auch mal nicht kam und wurden zum wiederholten Mal seit Beginn ihrer Flucht, gemäß Beamtendeutsch, an einen fremden Ort »verbracht«.

Es ist anzunehmen, dass alle Flüchtlinge, auch die Kinder, bereits durch häufige Trennungen und ständige Umzüge mehrfach traumatisiert worden sind. Natürlich kann es nicht völlig vermieden werden, dass immer wieder neue Ortswechsel stattfinden, bis ein ›sicherer Ort‹ gefunden wird, vor allem während Notzeiten. Es muss aber zur Kenntnis genommen werden, dass sich Traumata hierdurch verstärken werden. Jede neue Trennung bedeutet eine Retraumatisierung, was einen späteren Umgang mit den Menschen und mögliche Behandlungen erschweren wird. Dies lässt schon jetzt deutlich werden, wie wichtig es ist, dass sich die Politik von Fachleuten beraten und unterstützen lässt. Manche Fehler könnten vielleicht vermieden werden.

Pädagogische Begleitung und Therapie

Die Bilder von damals und heute gleichen sich. Wiederum sind viele Eltern traumatisiert, wirken wie die damaligen Kriegsheimkehrer abwesend, dissoziiert und verharren in Starre. Ihre emotionale Schwingungsfähigkeit ist reduziert. Die kalte Starre ist Ergebnis des Verlustes von wärmender Nähe und schützt sie vor überflutenden Emotionen von Traurigkeit und Verzweiflung. Darum achten die Eltern zu wenig auf ihre Kinder und können sie nicht ausreichend schützen. Sie brauchen Begleitung, praktische Hilfen und Elternschulen, pädagogische und therapeutische Unterstützungen. Wie muss, wie kann das aussehen?

Therapeutische Prozesse brauchen immer einen äußeren Rahmen, der von den erwachsenen Klienten mit aufgebaut und unbedingt eingehalten werden muss. Ihre Notwendigkeit muss von beiden Seiten eingesehen werden – diese Rahmenbedingungen sind zentrale Bestandteile jeder pädagogischen und therapeutischen Arbeit.

Ich will das mit einem einfachen Bild erläutern: Spielt ein Kind in einem Sandkasten, so braucht dieser einen Rahmen. Ansonsten würde bald der Sand verstreut werden, und es fände kein produktives Spielen mehr statt. Alle pädagogischen und therapeutischen Prozesse brauchen solche äußeren Konstanten, und die Mitarbeit aller Beteiligten ist unerlässlich. Wenn wir die Traumata der Flüchtlingseltern und erwachsenen Flüchtlinge lindern wollen, wenn wir sie bei ihrer Integration in unsere Gesellschaft unterstützen wollen, müssen von ihnen bestimmte Rahmenbedingungen eingehalten werden.

Die wichtigsten Voraussetzungen sind: Jeder Flüchtling, ob Frau oder Mann, muss die deutsche Sprache erlernen. Ich halte es sogar für richtig, einen Zeitrahmen zu setzen. Vor allem Frauen sind gefordert, denn sie sind ganz besonders mit der Erziehung der Kinder befasst. Wir hatten in der Vergangenheit leider sehr oft die Gegebenheit, dass Mütter viele Jahre in Deutschland lebten, aber die deutsche Sprache gar nicht oder nur unzureichend beherrschten. Dies erschwerte die Durchführung von Elterngesprächen in der Schule, es wurde bei Elternabenden deutlich, es machte aber vor allem Therapien eines Kindes beinahe unmöglich. Wenn sich falsche Sprachstrukturen erst einmal verfestigt haben, ist es schwierig sie aufzulösen.

Sprachkurse können erste Gruppenerlebnisse sein und Spaß an der Sprache vermitteln. In die Kurse können bereits zentrale Botschaften über das Leben in Deutschland eingebaut werden. Ich halte die Grundbotschaft des Einwanderungsgesetzes darum für richtig: Wer sich müht, wird unterstützt, wer sich verweigert oder bremst, muss mit schmerzhaften Konsequenzen rechnen. Den Verweigerern können Leistungen gekürzt werden. Langfristig kann ein Verlust aller Chancen auf ein dauerhaftes Bleiberecht drohen. Dieses soll künftig an eine positive Integrationsbereitschaft, ein festes Einkommen und eine eigene Wohnung gekoppelt werden. Allerdings ist zu berücksichtigen, dass anfänglich zu wenige Plätze in Sprachkursen zur Verfügung stehen könnten. Zudem werden die Gruppen nicht homogen sein, Akademiker besuchen die Kurse, aber auch Analphabeten.

Eine zweite Notwendigkeit besteht darin, dass Flüchtlinge und ihre Familien an einem sicheren Ort leben können. Ich denke, dass darüber nicht diskutiert werden muss. Erst ein fester Lebensmittelpunkt verspricht Sicherheit für ein gemeinsames Leben. Unterbringungen in Massenunterkünften dürfen nur während der ersten Zeit von Raumnot als Notbehelf dienen. Ich halte es auch für sinnvoll, dass im Einwanderungsgesetz eine Wohnsitzzuweisung beschlossen wurde. Flüchtlinge sollen an Orte kommen, an denen es gute Chancen auf Ausbildung und Arbeitsplätze gibt. Außerdem soll eine ›Ghettoisierung‹ vermieden werden. Damit wurden in der Vergangenheit schlechte Erfahrungen gemacht.

Aus meinen Erinnerungen ist sehr deutlich geworden, dass viele der Flüchtlinge nach dem Zweiten Weltkrieg viel zu lange untätig waren. Den heutigen sollte es so schnell wie möglich erlaubt werden, eine Arbeit zu finden, die ihren Voraussetzungen und ihrem Können entspricht. Dies macht es ihnen möglich, für sich selbst verantwortlich zu sein. Und wie wir alle wissen, hält erst regelmäßige Arbeit das Selbstwertgefühl eines Menschen im Gleichgewicht. Natürlich muss sich zeigen, ob die traumatisierten Menschen dazu schon fähig sind. Im Einzelfall muss geprüft werden, ob zuvor therapeutische Unterstützung erforderlich ist. In den meisten Fällen ist es jedoch angemessen, aktive Schritte zu unterstützen. Sprache, sicherer Ort und angemessene Arbeit sind die Grundpfeiler eines geregelten Lebens und gewährleisten ein einigermaßen stabiles Selbstwertgefühl.

So rasch wie möglich müssen alle in die grundlegenden Regeln des Zusammenlebens in Deutschland eingeführt werden. Dies könnte schon vor dem Erwerb der Sprache geschehen, mit Powerpoint-Präsentationen, in denen die wichtigsten Besonderheiten und Unterschiede zu den Herkunftsländern in Form von Grafiken und Piktogrammen vorgestellt werden. Dies ist mancherorts bereits geschehen.

Viele der zugewanderten Flüchtlinge haben einen muslimischen Glauben. Die meisten Muslime haben mittlerweile Erfahrung mit der deutschen Mentalität. Ich denke nicht, dass es langfristig um Burka, Kopftuch und ähnliche Äußerlichkeiten gehen wird, sondern vor allem um gegenseitige Toleranz. Es ist kennzeichnend für alle Menschen, dass jeder die eigene Lebensweise für die bessere hält und vom anderen verlangt, sich darauf einzustellen. Eine zentrale Forderung muss allerdings sein, dass unser Grundgesetz beachtet und eingehalten wird.

Männer und Frauen sind gleichberechtigt

Einer der größten Unterschiede besteht wahrscheinlich darin, dass Frau und Mann in Deutschland vor dem Gesetz gleichberechtigt sind und beide sich auch als gleichwertig achten. Eine Veränderung der Vorstellungen von Männlichkeit und von der Rolle der Frau wird langfristig wohl die größte Entwicklungsaufgabe für Flüchtlinge darstellen. Wenn das nicht ausreichend verwirklicht werden kann, sind Probleme vorherzusehen.

An dieser Stelle möchte ich noch einmal wiederholen: Die Flüchtlinge aus den unterschiedlichen Herkunftsländern kommen in ein Land, das von einer hohen Toleranz und einem Laissez-Faire-Denkstil charakterisiert wird. Prinzipiell kann in Deutschland jeder tun und lassen, was er möchte und ist in seinem Denken frei, so lange er die Gesetze beachtet und einhält. Es wird oft nicht deutlich genug gesehen, dass die meisten Flüchtlinge das von zuhause nicht kennen. In Deutschland angekommen, erkennen sie häufig keine Orientierungswerte, keine haltenden Werte, kein Geländer, an dem sie sich festhalten und orientieren können. Doch je vielfältiger eine Gesellschaft ist, desto klarer, eindeutiger müssen die Regeln sein. Dazu gehört auch, dass sich Frauen in unserer Gesellschaft kleiden dürfen, wie sie möchten, und dass sie sich so zeigen, wie es ihren Auffassungen entspricht.

Ich kann sehr wohl verstehen, wie es alleinlebenden jungen Männern aus anderen Kulturen geht, wenn sie nach Deutschland kommen. Frauen sind allgegenwärtig – ihr Geruch, ihre verführerische Kleidung, ihre Ausgelassenheit, ihr Lachen fehlen ihnen … Manche zugewanderte Männer haben die natürliche Anziehung und das Selbstbewusstsein unserer Frauen in krasser Weise missverstanden. Nach der Silvesternacht wurden 497 sexuelle Übergriffe angezeigt, 6 wegen versuchter und 5 wegen vollendeter Vergewaltigung. Diese Ereignisse haben dazu geführt, dass es zu einer allgemeinen Angst vor dem muslimischen Mann und möglichen Übergriffen gekommen ist. Diese Angst wurde von entsprechenden Parteien genutzt, und es wurde systematisch ein Feindbild aufgebaut. Der Kinderpsychoanalytiker Frank Dammasch hat es zugespitzt so ausgedrückt, dass die Hilfsbereitschaft vieler Menschen und ihre Willkommenskultur durch die Vorfälle zunächst einmal erschüttert worden sind. Dieser Schrecken sei auch weniger den dort Agierenden anzulasten als einer einseitig illusionären Vorstellung, dass Flüchtlinge »hilfsbedürftige, passiv leidende Opfer seien«. Ausgeblendet wurde dabei, dass gerade bei jungen Männern, als Folge von traumatischem Verlust von Bindung, Status und Autorität, aggressive und gewalttätige Impulse zu erwarten sind. Traumata vermindern die gesamte Regelung von

Gefühlen, natürlich auch die von sexuellen Trieben. Ich bin der Ansicht, dass eine Politik, die den Rat von Fachleuten eingeholt hätte, dies hätte vorhersehen können.

»Nein« heißt Nein

In den Zeiten der ersten Hilf- und Ratlosigkeit wurden Frauen aufgefordert, sich künftig zur Wehr zu setzen, auf Abstand zu gehen und größere Menschenansammlungen zu meiden. Ein solches Vermeidungsverhalten sollte auf keinen Fall unterstützt werden, es würde nur zur Verleugnung bestehender Konflikte führen. Ich habe auch Sorge, dass es wegen einer rücksichtslosen Minderheit von jungen Männern zu einem Generalverdacht gegenüber allen muslimischen Jugendlichen und jungen Männern kommen könnte. Das wäre fatal und Wasser auf die Mühlen bestimmter Parteien. Dabei haben neuere Kriminalstatistiken verdeutlicht, dass sexuelle Übergriffe keineswegs zugenommen haben, vielmehr gab es erschreckende Zuwächse bei Straftaten gegenüber Asylunterkünften und dort lebende Menschen!

Tatsachen und reale Befürchtungen sollten jedoch immer ins Bewusstsein gehoben werden, gerade um irrationalen Ängsten vorzubeugen. Es darf niemals zu sexuellen Übergriffen durch Männer – aller Nationen – auf Frauen kommen, dies sind immer Vergewaltigungen. Dabei muss der Gesetzgeber mit Gesetzen und in aller Deutlichkeit und Härte vorgehen. Die übergriffigen, oft dissozialen jungen Männer müssen lernen, dass Frauen durchweg zu achten sind und wie man sich ihnen angemessen nähert. Sie müssen begreifen, dass ihnen ansonsten Strafe droht. Dies gilt auch für den alltäglichen Umgang mit Frauen, wenn etwa Männer Frauen mit sexuellen Sprüchen entwerten oder sie nicht als gleichberechtigt akzeptieren. Das darf niemals geduldet werden, und unsere unumstößliche Haltung hierzu muss bereits bei den Einführungen in die deutsche Lebensart sehr deutlich werden.

Die Regierung hat das Sexualstrafrecht mittlerweile verschärft. Von jetzt an genügt das verbale und körperliche Nein einer Frau, um einem übergriffigen Mann eine Grenze deutlich zu machen. Jede nachgewiesene, nicht einvernehmliche sexuelle Handlung kann bestraft werden. Verstößt jemand dagegen, kann er wegen Vergewaltigung bestraft werden. Speziell geahndet werden künftig zudem Straftaten aus Gruppen. Das wird aus meiner Sicht nicht immer genügen. Was ist, wenn eine junge Frau in Angst gerät und erstarrt? Wenn ein schüchternes, ängstliches Mädchen nicht Nein sagen, ein Nein auch nicht signalisieren kann? Oder wenn es gar eine solche Situation erlebt, wie die folgende:

Ein jetzt 17-jähriges Mädchen hat eine schreckliche Kindheit und Jugend durchgemacht. Der Vater hatte die Mutter früh verlassen, die Mutter pflegte wechselnde Männerbekanntschaften. Diese Männer versuchten immer wieder, sich an dem Mädchen zu vergehen. In solchen Fällen schützen Mütter ihre Töchter oft nur unzureichend, nicht selten aus Angst, weil sie nicht allein sein können. Als das Mädchen etwa elf Jahre alt war, zog ein Afrikaner in die gemeinsame Wohnung zu Mutter und Tochter. Bald fing er an, sich ihr zu nähern, sie anzufassen. Das Mädchen schwieg, aus Angst vor dem Mann, vor allem aber wegen der ihr bekannten Reaktionen ihrer Mutter. Schließlich begann der Mann, sie sexuell zu missbrauchen. Längere Zeit ertrug das Mädchen den Missbrauch, aus Scham, aber auch, weil es fürchtete, dass die Mutter auch diesen Mann nicht aufgeben würde. Als schließlich das Leid für sie nicht mehr erträglich war, erzählte sie der Mutter, dass der afrikanische Lebensgefährte sie missbrauchen würde. Die Mutter reagierte mit äußerster Wut und drohte dem Mädchen, dass es wegen seiner üblen Verleumdungen in ein Heim käme. Nichts davon würde sie glauben. Das Mädchen vertraute sich schließlich seiner Lehrerin an, die Anzeige erstattete. Mutter und Lebensgefährte leugneten gemeinsam den Missbrauch. Die Mutter unterstellte der Tochter sogar, sie sei eine notorische Lügnerin. Das Mädchen wurde schließlich im Betreuten Wohnen untergebracht. Die Mutter heiratete schließlich ihren afrikanischen Lebensgefährten, um deutlich zu machen, dass ihre Tochter lüge und sie diesem Mann vertraue.

Das Ziel der psychotherapeutischen Behandlung bestand darin, dass die Patientin wieder Vertrauen in Beziehungen und in die Welt finden konnte. Noch schlimmer als den Missbrauch empfand sie den grausamen Verrat der Mutter. Eine schwierige Behandlung des Mädchens begann, das mittlerweile Angst vor allen zwischenmenschlichen Beziehungen hatte.

Dann geschah etwas Schreckliches. Das Mädchen fuhr mit dem Zug in die nächste Stadt. Ein dunkelhäutiger Nordafrikaner setzte sich neben sie und begann, sie körperlich zu belästigen. Er streichelte über ihre Schenkel und berührte ihre Brust. Stumm und apathisch saß das Mädchen da und ließ den Mann gewähren. Es kam zu einer fast identischen Wiederholung des traumatischen Geschehens. Dieses Mädchen war wegen seiner Vorgeschichte nicht in der Lage, Nein zu sagen. Die nachfolgende Scham, sich nicht gewehrt zu haben, ist grenzenlos. Ein Übergriff bei einem derart traumatisierten Mädchen ist ein besonders schweres Verbrechen, das im Nachhinein nicht als ›harmlos‹ heruntergespielt werden kann. Jeder Mann muss es auch erkennen, wenn sich eine Frau aus Angst nicht verbal abgrenzen kann.

Die größte Aufgabe wird in den nächsten Jahrzehnten darin bestehen, dass sich die Männlichkeitsentwürfe in der muslimischen Gesellschaft verändern müssen. Einhergehen damit muss eine veränderte Sicht auf die Frau. Das wird sich sehr schwierig gestalten, denn damit werden Grundvorstellungen und die Identität des islamischen Mannes in Frage gestellt. Therapeutische Unterstützungen können nur dann wirksam werden, wenn mitgearbeitet wird. Ein therapeutischer Prozess kann nur eingeleitet und aufrechterhalten werden, wenn ein schützender Rahmen entstanden ist, der von allen Parteien eingehalten wird. Über die Identitätsentwicklung von muslimischen Jungen, über das Externalisieren und mögliche dissoziale Entwicklungen schreibe ich in einem eigenen Abschnitt.

Zauberwort »Integration«

Flüchtlinge sind eine Hochrisikogruppe für psychische und körperliche Erkrankungen. Sie brauchen rasche Hilfen, denn nach einer Studie von Laban et al. verdoppelt ein langes Asylverfahren das Risiko, gesundheitliche Probleme zu entwickeln.

Meine Großmutter wollte zeitlebens in ihre alte Heimat zurück. Ich gehe davon aus, dass es bei den meisten heutigen

Flüchtlingen nicht anders sein wird. Werden sie Integration wünschen? Oder wollen sie sich lediglich soweit anpassen wie erforderlich? Werden sie sich unsere Lebensart wie eine Jacke überziehen, der sie sich rasch wieder entledigen können? Auf alle Fälle müssen wir sie dabei unterstützen, dass sie sich in einer fremden Welt zurechtfinden können. Integration ist eine Auseinandersetzung mit verfestigten persönlichen und gesellschaftlichen Identitätsentwürfen – von beiden Seiten. Der Ethnologe und Psychoanalytiker Mario Erdheim geht davon aus, dass der psychische Kern von Integration das Zusammengehörigkeitsgefühl ist. Hierbei können sich Traumata sehr störend auswirken.

FLÜCHTLINGSKINDER HEUTE

Für die seelisch-geistige Entwicklung von Kindern sind Lernen und Spielen, allein und so häufig wie möglich in Gruppen, am wichtigsten. In meinen Jahren im Flüchtlingslager waren das Lernen in der Schule und zu Hause, sowie das Spielen in immer neuen Gruppierungen vermutlich die wichtigsten Ressourcen. Gemeinsames Spielen ist ein möglicher Ansatz, traumatische Zustände zu verändern und zu überwinden.

In der von Hildegard Linge mitbetreuten Einrichtung lebten viele Kinder. Sie wurden jedoch nicht zum Spielen oder gar zum Lernen angeleitet. Seit vielen Monaten hatten sie keine Schule und nur wenige Bücher zur Verfügung. Vor allem Spracherwerb wäre so wichtig gewesen – viel wertvolle Zeit verstrich ungenutzt. Für die Kleinsten gab es immerhin einige Bilderbücher. Kinder sind neugierig und haben in der Regel einen intensiven Drang zu spielen. So holten sich einige die Deutschhefte der Erwachsenen und schrieben Buchstaben nach. Jeden Tag lernten sie ein wenig dazu. Hildegard Linge versuchte die Kinder über das Malen zu erreichen.

Spielstörungen

Immer wieder habe ich in der Flüchtlingseinrichtung mit den Kindern gemalt. Dabei hätte ich mich lieber verbal mit ihnen verständigt. Und ich hätte sie so gern nach ihren Träumen gefragt, aber das ging wegen der sprachlichen Barriere nicht. Mir fiel besonders auf, dass alle Kinder bis auf ein Mädchen, die Bilder nicht fertig malten, sondern einfach weglegten. Übergangslos fingen sie an, etwas Neues zu malen, wahrscheinlich so, wie sie das in ihrem realen Leben erfahren hatten. Oder sie zerknüllten ihre Werke und drückten über ihre Mimik Unzufriedenheit aus. Ein Mädchen malte Gesichter, die fragmentiert waren. Ich bedauerte sehr, dass es an Möglichkeiten mangelte, sich zu verständigen.

Es lassen sich zwei Konfliktbereiche erkennen. Malen ist immer ein unbewusster Prozess und kann Kinder mit ihren traumatischen Verletzungen konfrontieren. Diese Begegnungen können zunächst Angst erzeugen, so dass die Kinder vor ihren beunruhigenden Erinnerungen flüchten. Es werden vielleicht auch Selbstwertprobleme mobilisiert, die bei Flüchtlingskindern ständig präsent sein können. Dann sind sie mit nichts zufrieden, was sie zustande bringen, denn sie fürchten bei unzureichender Leistung nicht wertgeschätzt zu werden. Viele leiden wahrscheinlich an Ängsten vor Liebesverlust. Ein Miteinander-Reden könnte das erneute Durchleben angsteinflößender Erfahrungen bereits mildern. Mit Hilfe einer Ich-Stärkung könnte ein Kind solche Schlüsselerlebnisse zum ersten Mal in die Gesamtpersönlichkeit aufnehmen und verinnerlichen.

Ich versuchte, auch die Mütter zu beteiligen und sie an den

Maltisch zu bekommen. Es gelang mir jedoch nur bei zwei Müttern, und nur für kurze Zeit. Die eine nahm nur deshalb daran teil, weil sie glaubte, ich würde ihren etwa zwei- bis dreijährigen Sohn benachteiligen, der Buntstifte an sich nahm und in Windeseile damit vom Maltisch verschwand. Als er daran gehindert wurde, warf er sie seinem Gegenüber an den Kopf. Die kleinen Jungen fallen durch ihre Unruhe und ausgesprochen risikoreiches ›Spielen‹ auf. Die wenigen Spielsachen nehmen sie sich gegenseitig weg oder hauen sie auf den Kopf des Rivalen. Die Eltern intervenieren nur selten.

Es ist nicht zu übersehen, dass die Kinder massive Spielstörungen haben und ihre Gefühle nicht ausreichend beherrschen können. Ein solches Verhalten traumatisierter Kinder wurde bereits direkt nach dem Zweiten Weltkrieg beschrieben, ich habe es schon erwähnt. Das Verhalten der Kinder, damals und heute, deutet sowohl auf Traumatisierungen als auch auf massive Bindungsstörungen hin. Eine Hemmung der Fantasie sowie der Kreativität sind typische Folgen der Traumata. Sie wirken sich als Spielstörungen aus. Wir müssen innerhalb der Ärzteschaft rechtzeitig darüber aufklären, damit nicht allzu viele von den heutigen Flüchtlingskindern unnötig Methylphenidat erhalten, das Medikament für das Aufmerksamkeitsdefizitsyndrom (ADHS), um sie zu ›beruhigen‹. Diesen Wirkstoff gibt es unter anderem unter dem bekannten Namen Ritalin.

Ein anderes Mal wollte ich mit den kleinen Jungen Türme mit Bauklötzen bauen. Sie spielten jedoch nicht, sie hantierten. Bauklötze wurden in den Mund genommen, von einer auf die andere Seite der Spielecke geworfen oder auch mal drei Bausteine nebeneinandergelegt. Alles wirkte wie zufällig. Als ich das erste Mal selbst einen Turm baute, schauten die Jungen mir nach einiger Zeit zu und blieben staunend sitzen. Sie jauchzten, sobald ich ihn einstürzen ließ und wollten mit mir bauen. Zwei Väter kamen dazu und schienen auch Spaß daran zu haben.

Natürlich beobachtete ich auch einige Kinder, die ich als sicher mit ihren Eltern verbunden erlebte. Es waren jeweils Mädchen, zwischen 10 und 13 Jahre alt. Eine der Mütter war Lehrerin, die das Fach Deutsch unterrichtet hatte. Es gab mit ihr kaum Verständigungsschwierigkeiten, und als ich mit ihr einmal zum ärztlichen Bereitschaftsdienst fahren musste, wurde deutlich, dass sie auch mit unserer Kultur gut vertraut ist. Das wirkte sich auch stabilisierend auf die Tochter und den Ehemann aus.

Die Schilderung von Hildegard Linge macht deutlich, dass das Fremde jedem Menschen vertraut werden muss, damit sich irrationale Ängste verringern. Martin Walser hat hierzu geschrieben: »Erst wenn ihm (dem Zugewanderten) unsere Sprache selbstverständlich geworden ist, lebt er menschenwürdig, und auch der begriffsstutzigste Rechtsextremist kann ihn dann nicht mehr als Gefahr empfinden. Und der Erzkonservative muss zugeben, dass er gegen diesen Zugewanderten keine deutschen Werte verteidigen muss. Der Zugewanderte ist kein Ausländer mehr. Er muss seine Herkunft nicht aufgeben. Er kann sich als der, der er ist, aufgenommen fühlen« (DER SPIEGEL, 9/2016).

Desorientierte Kinder

Auf den ersten Blick wirkten die in der Einrichtung lebenden Kinder lebendig, aktiv und wandten sich neugierig ihrer neuen Umwelt zu. Das veranlasste einige Helferinnen anzunehmen, die Kinder seien so stabil, dass die Flucht mit all den schwierigen Erfahrungen ihnen nichts (oder fast nichts) habe anhaben können. Die Entwicklungsgeschichten der Kinder, ihre Erfahrungen auf der Flucht waren uns nicht bekannt. In den Unterlagen befanden sich meist nur Informationen über die Aufenthalte in Deutschland, teilweise auch die für den Asylantrag erforderlichen Papiere. Mit den psychischen Folgen traumatisierter Kinder waren die Helfer kaum vertraut.

Der etwa 4-jährige Harun (die Namen sind geändert, wie alle in diesem Buch), saß weinend in der Spielecke, nachdem Rashid, ein gleichaltriger Junge, ihm nicht nur das kurz vorher eroberte Spielauto abgenommen hatte. Er hatte ihm damit auch auf den Kopf geschlagen, als Harun versuchte, es zurückzubekommen. Seine Eltern saßen mit anderen Flüchtlingen einige Meter entfernt beim Essen. Harun weinte leise, hilflos und verzweifelt. Er sah unverwandt zu seinen Eltern hin. Weder sie noch die anderen Erwachsenen schienen das Kind wahrzunehmen. Vorsichtig machte ich einen Schritt in die Richtung des kleinen Jungen und sagte ein beruhigendes Wort auf Deutsch zu ihm. Er drehte abrupt den Kopf, hörte auf zu weinen und sah mich erstarrt mit großen angsterfüllten Augen an. In dieser Starre verharrte er. Mir fiel spontan das Bild eines kleinen traumatisierten Jungen ein, den ich einst in der Therapieeinrichtung Osterhof kennengelernt hatte. Er war als Kleinkind schwersten Misshandlungen durch die leiblichen Eltern ausgesetzt gewesen. Meine Hoffnung, Haruns Eltern würden ihrem Sohn in dieser Situation beistehen, ihm durch ihre Nähe Sicherheit vermitteln, erwies sich als unrealistisch. Sie bedeuteten mir »Geh weg!« Mittlerweile hatte eine der freiwilligen Helferinnen den erstarrten Jungen auf den Arm genommen und wiederholte die immer gleichen Worte: »War doch nicht so schlimm, das tut gleich nicht mehr weh.« Es gelang mir nicht, ihr auch nur ansatzweise zu vermitteln, was wahrscheinlich in Harun vorging, nämlich eine traumatische Reaktion. Sie konnte es nicht verstehen, sie wollte ihn beruhigen.

Beim Betreten der Unterkunft fiel mein Blick auf ein ungefähr fünfjähriges, ausgesprochen apart aussehendes, eher stilles Mädchen in der Spielecke, Shadia. Wir lächelten uns an. Eine ehrenamtliche Helferin hatte offensichtlich gerade einen handgreiflich ausgetragenen Streit zwischen zwei Jungen geschlichtet, denn sie nahm ihnen das von beiden begehrte Schaukelpferd weg und gab es Shadia. Überrascht von dieser unerwarteten Wendung setzte sich Shadia mit glücklichem Gesichtsausdruck auf das Schaukelpferd und begann zu schaukeln. Anfänglich strahlte sie mich noch an, unsere Blicke trafen sich. Je länger sie schaukelte, desto teilnahmsloser, leerer wurde ihr Blick. Sie schien die Umwelt nicht mehr wahrzunehmen. Mit ihrem Namen angesprochen, reagierte sie nicht. Der Streit zwischen den beiden Jungen war erneut eskaliert, diesmal ging es um eines der wenigen Spielzeugautos. Einer der Jungen wurde gegen das Schaukelpferd geschubst, das er jedoch nur leicht berührte. Shadia schien in diesem Moment, wie aus einem Traum gerissen, zu erwachen. Sie fing heftig an zu weinen und ließ sich nicht beruhigen, was zu deutlichem Missbehagen einer Helferin führte. Sie konnte keinen Grund erkennen, warum Shadia sich nicht trösten lassen wollte.

Die gespendeten Spielsachen waren innerhalb kürzester Zeit aus der Spielecke verschwunden. Die Flüchtlingskinder griffen begierig jedes Beschäftigungsangebot auf. Ansonsten hielten sie sich in kleinen Gruppen in der Einrichtung auf oder liefen auf dem Außengelände herum.

Ein zierlicher 11-jähriger Junge, Hasan, und die ebenso zierliche achtjährige Schwester waren mit ihren Eltern und einem jüngeren, chronisch kranken Geschwisterkind in der Einrichtung aufgenommen worden. Die Blutwerte des Geschwisterchens waren so schlecht, dass es zusammen mit der Mutter in die Kinderklinik musste. Die Geschwister wirkten sehr zugewandt, beide hatten etwas Ernsthaftes, rührten mich an.

Hasan war es wichtig, zwei weiteren Helfern und mir beim Sortieren und Verstauen der gereinigten Wäsche zu helfen (Bettbezüge, Handtücher, Matratzenbezüge; Matratzen mussten umgeschichtet werden). Sehr ernsthaft, fast professionell ging er die Sache an. Er wollte unbedingt genauso viel tragen wie ein Mitarbeiter der Einrichtung und ließ sich nicht davon abbringen. Seine jüngere Schwester eiferte ihm nach. Hasan wirkte stolz und auch ein wenig cool, als er von dem Mitarbeiter große Anerkennung erfuhr. Während seine Schwester nach Beendigung der Arbeit doch erleichtert wirkte, wollte Hasan gleich die nächste Aufgabe in Angriff nehmen. So kehrten wir gemeinsam den Hof. Danach durfte er beim Müllentsorgen helfen, eine bei den Jungen begehrte Tätigkeit, konnte man doch die große Maschine, die den Müll zerkleinerte, aus nächster Nähe betrachten. Die Geschwister schienen zu ihrem Vater – von der Mutter kann ich es nur vermuten – eine sichere Bindung zu haben. Sie winkten ihrem Vater zu und suchten immer wieder den Augenkontakt mit ihm, trafen sie ihn zufällig auf einem der Gänge oder im Aufenthaltsbereich. Der Vater kam als einziger wie selbstverständlich mit an den Maltisch und beteiligte sich aktiv, als seine Kinder dort malen wollten.

Angstlust und Spiel

Lustvolle Spannung löste der Kontakt der Bewohner mit meinem Hund aus, einem Hütehund aus Frankreich. Die meisten hatten nicht nur großen Respekt, sondern regelrechte Angst, wenn sie nur in die Nähe eines Hundes kamen. Dies scheint bei Arabern verbreitet zu sein, sie haben wenige Kontakte mit Hunden. Da ich ihn nicht anderweitig unterbringen konnte, saß mein Hund Ben während der Zeit meiner Tätigkeit im Auto, und ich ging zwischendurch mit ihm spazieren. Wiederholt, fast wie eine Beschwörungsformel, fragten die Bewohner mich, ob der Hund ihnen auch wirklich nichts tue. Bei einigen von ihnen war die Lust zu spüren, doch mit diesem ausgesprochen freundlich dreinschauenden Hund Kontakt aufzunehmen. Eines Tages feuerten sich die Männer, vermutlich mit Sticheleien, gegenseitig an, sich einer Mutprobe zu stellen und den Hund zu streicheln. Bevor sich jedoch einer der Männer entschließen konnte, drängte sich ein ausgesprochen vitaler, 2,5-jähriger Junge, Omar, durch die Gruppe nach vorn. Er schien nicht die geringste Gefahr zu verspüren. Schnurstracks ging er auf Ben zu und wollte nach seiner Nase grapschen. Ich konnte seinen Arm gerade noch aufhalten und zeigte ihm, unter genauer Beobachtung der Umstehenden, wie man auf einen Hund zugeht. Omar ließ sich kurzzeitig darauf ein, mit meiner Unterstützung Ben zu streicheln. Obwohl ich damit rechnete, dass er sich meiner Mitwirkung würde entledigen wollen, geschah es blitzschnell. Er schlug Ben auf die Nase, so dass dieser knurrte. Die Frauen schrien, die Männer lachten – bewundernd, wie mir schien. Omar stand abrupt still, ohne erkennbare Veränderung seiner Mimik. Er sah den Hund einige

Sekunden an und wendete sich dann von ihm ab. Omar machte zwei bis drei Schritte und fing an zu krabbeln. Dabei verhielt sich Omar wie ein Hund: Er schnuffelte am Boden, gab Geräusche von sich, schnappte nach etwas. Die Männer der Gruppe, jetzt angefeuert von den Frauen, setzten ihre gegenseitigen Sticheleien fort. Während der gesamten Zeit, bis zur Auflösung der Runde, krabbelte Omar hinter meinem Hund her, im immer gleichen Abstand von etwa 1,5 Metern und schaute dabei vor sich auf den Boden. Ein Bekannter der Eltern beendete die Situation, er nahm den kleinen Jungen auf und trug ihn weg, was Omar zu schreiendem Protest veranlasste.

In der Psychoanalyse nennen wir Omars Verhalten auch »Identifikation mit dem Aggressor«. Indem er sich in einen Hund verwandelte, war er in der Fantasie stärker als der Hund Ben. Eine ähnliche Geschichte hat der Psychoanalytiker Sandor Ferenczi bereits 1913 beschrieben. Ein vierjähriger Junge war auf einem Bauernhof nackt herumspaziert, dabei hatte ihn ein Hahn in sein bestes Stück gehackt. Der kleine Junge begann fortan wie ein Hahn zu krähen. Er hörte nicht mehr damit auf, so dass man den Psychoanalytiker um Hilfe bitten musste.

Omar ist wahrscheinlich kein psychisch gut entwickeltes Kind. Sein Verhalten lässt bereits auf eine schwere Bindungsstörung schließen. Er nimmt Gefahren nicht wahr, weil er keine ausreichend stabilen Vorstellungen verinnerlicht hat und gefährdet sich auf diese Weise permanent. Später habe ich erfahren, dass Omar alle Erwachsenen heftig gebissen hatte, Verwandte und Fremde. Solche und ähnliche sadistischen Akte sind bei Jungen seines Alters keine Seltenheit. Sie müssen jedoch unbedingt eingegrenzt werden, möglichst vom Vater, wie aus der Psychoanalyse bekannt. Zur weiteren

Information verweise ich auf mein Buch »Die Psychoanalyse des Jungen«. Anderenfalls entwickeln sich bei kleinen Jungen Größenfantasien und eine ständige Neigung, Grenzen zu überschreiten.

Die ›Mutprobe‹ der Männer machte offensichtlich allen Vergnügen: Einer der Anwesenden traute sich, nachdem Omar es vorgemacht hatte, unter lebhafter Anteilnahme der anwesenden Bewohner, den Hund mit weit ausgestrecktem Arm zu streicheln. Zuvor hatte er die Anweisung erteilt, ihn auf jeden Fall in dieser Situation zu fotografieren. Das Foto sandte er anschließend stolz in die Heimat. Weitere Männer der Runde trauten sich nun auch. Allen war es wichtig, dabei fotografiert zu werden. Die Frauen schauten sich die Szene lieber aus der zweiten Reihe an. Am nächsten Tag sprachen mich die Beteiligten ausgesprochen stolz darauf an, dass sie es gewesen waren, die Ben gestreichelt hatten und freuten sich, dass ich mich ihrer Taten noch erinnerte.

Sprachlose Begegnungen

Durch meine Arbeit in einer therapeutischen Einrichtung war ich es gewohnt, sprachlich differenziert mit den einzelnen Kindern Kontakt aufzunehmen. Diese Art der Kontaktaufnahme ist mit den Flüchtlingskindern auf Grund der Sprachbarriere nicht möglich. Durch ›Augenblicke‹ und mit einem Lächeln nahmen wir erste Kontakte auf. Es waren genussvolle Momente, manchmal auch beunruhigende, wenn ich in traurig-leere Augen sah oder ein eher müdes Lächeln wahrnahm. Ich achtete darauf, diesen Kontakt mit Worten zu begleiten, indem ich mit einfachen Sätzen beschrieb, was ich wahrnahm. So hörten die

Kinder wiederkehrende deutsche Wörter, deren Sinn sie sich teilweise erschließen konnten. Einige Kinder lernten in kurzer Zeit erstaunlich viele deutsche Wörter. Stolz begrüßten sie uns mit »Guten Tag«, oder zeigten auf einen Buntstift und sagten: »Rot, der Buntstift ist rot« und strahlten, wenn ich ihren Satz leicht verändert wiederholte: »Ja, der Buntstift hat eine rote Farbe.« Auch die Flüchtlingskinder wollten – wie andere Kinder – Erwachsene, die sie kennengelernt hatten, nach ihren Namen fragen. Sie wollten unsere Vornamen wissen. Schnell wurde eine Art Spiel daraus. Auf die Frage: »Wie heißt du?« antwortete ein Kind: »Ich heiße Harim.« Daraufhin wiederholte ich: »Du heißt Harim.« Jedes Kind drängte sich danach, diesen Satz: »Ich heiße Arif« (oder Rabia oder Alima, Rashid oder Harun) sagen zu können, sie bestanden aber darauf, dass ich jedes Kind vorher fragte: »Wie heißt du?« Es machte ihnen sichtlich Freude, zusätzlich mit einer Geste (bei »Ich« auf sich zeigen) das Wort zu begleiten. Als mich Kinder dieser Gruppe am nächsten Tag sahen, kamen sie lachend angerannt, mit dem Satz: »Wie heißt du?«

Viele Kinder in der Einrichtung zeigten Bindungsstörungen, litten unter Spielhemmungen und wirkten mehr oder weniger traumatisiert. Ihre Sehnsucht nach entsprechenden Spielen und nach Ritualen ist groß. An erster Stelle sollte natürlich der Sprachunterricht für alle stehen. Frühzeitige Spiel- und Sportangebote wären für alle förderlich, auch eine geeignete pädagogische Betreuung und Beschulung. Hildegard Linge hat deutlich gemacht, dass Begegnungen auch ohne Sprache wirksam sein können. Kenntnisse über Traumata bei Kindern und deren Auswirkungen im Verhalten sind erforderlich. Unabdingbar ist eine gute medizinische und psychotherapeutische Diagnostik mit nachfolgender Behandlung. Wenn die Bezugspersonen fehlen, fällt auch elterlicher Schutz weg. Dann werden sich Traumatisierungen und Bindungsstörungen noch gravierender auswirken. Alleinreisende Kinder und Jugendliche brauchen darum unbedingt ihre Eltern, diese sollten nachreisen dürfen. Das würde zur Linderung seelischer Schmerzen beitragen. Wenn dies nicht zugelassen wird, könnte die Zahl psychisch kranker Kinder, die irgendwann therapeutische Hilfen benötigen, noch größer werden.

Alle pädagogischen und psychotherapeutischen Maßnahmen bei Kindern bedürfen der bewussten und unbewussten Zustimmung der Eltern. Marianne Leuzinger-Bohleber schreibt, dass Migranteneltern ihre Kinder beim Erlernen der fremden Sprache unterstützen werden, wenn der eigene Wunsch überwiegt, an der Kultur des Gastlandes teilzunehmen. Nimmt das kleine Kind, das eng mit seinen primären Bezugspersonen verbunden ist, allerdings wahr, dass die Mutter an Heimweh leidet oder innerlich noch nicht im Gastland angekommen ist, so gerät es in schwere Loyalitätskonflikte. Das Kind kann dann die Zuwendung zur Kultur des Gastlandes als Verrat an der Mutter wahrnehmen. Eine solche Dynamik kann bewirken, dass es den Spracherwerb regelrecht verweigert. Auf diese diffizilen Zusammenhänge gilt es sehr zu achten. Wir haben mit türkischen Kindern bereits viele Erfahrungen mit dem Erwerb einer Fremdsprache neben der Muttersprache gemacht. Leider ist dieser Prozess bei Migranten oft misslungen, und an Sonder- und Hauptschulen herrscht häufig eine doppelte Halbsprachlichkeit. Missglückte Zweisprachigkeit kann leicht zur psychischen Entwurzelung und Verletzung der sozialen Identität führen.

Um dem entgegenzuwirken, braucht es Angebote und Maßnahmen in vielen Bereichen:

- Sichere Bindung ist der beste Schutz gegen Retraumatisierungen. Bindungen und Beziehungen müssen ständig verbessert werden. Bei pädagogischen Mitarbeiterinnen und Mitarbeitern sind Grundkenntnisse über Trauma, Bindung und Bindungsstörungen erforderlich.
- Die Kinder brauchen als erstes Sprachkurse und weitere Bildungsangebote. Auch ihre Eltern sollten die deutsche Sprache beherrschen. In der Familie sollte so häufig wie möglich deutsch gesprochen werden.
- Für Erwachsene und Flüchtlingskinder sollten Menschen zur Verfügung stehen (Sozialpädagogen, Lehrer, Ärzte, etc.), die sie als Ansprechpartner auch in seelischer Not unterstützen können.
- Chronischer Stress, emotionale Belastungen und schwierige Lebenssituationen sollten – soweit das zu verwirklichen ist – vermieden werden. Wenn möglich, sollten Flüchtlinge nicht über längere Zeit in Lagern oder anderen Massenunterkünften untergebracht werden.
- Psychisches Leid muss sehr ernst genommen werden und sollte niemals als persönliche Schwäche diskriminiert werden. Leidende Menschen dürfen nicht auch noch beschämt werden!
- Psychotherapie und Supervision müssen angeboten werden, einzeln und in Gruppen. Medikamente allein können verletzte Kinderseelen nicht heilen.

Es gibt mittlerweile hilfreiche Literatur zu dieser Thematik. Ich habe einige Bücher im Anhang aufgelistet.

MEINE TRAUMATA

›Darf‹ ein Psychoanalytiker psychische Probleme haben?

Mittlerweile gibt es viele Bücher über Kriegskinder und ihre mannigfaltigen psychischen und körperlichen Probleme. Ich habe mich dennoch entschlossen, ein weiteres zu verfassen. Ich will meine Traumata, wie sie bei damaligen Flüchtlingskindern mehr oder weniger verbreitet waren, in den Mittelpunkt stellen. Ich habe schon in meinem Buch über Angststörungen darüber berichtet, in diesem Buch führe ich es fort.

Es gibt einige Gründe für Psychoanalytiker, eine Darstellung eigener Leiden zu vermeiden. Sie halten sich selbst und ihre Lebensgeschichten bedeckt, um für ihre Patienten und deren Übertragungen als »leere Projektionsfläche« zur Verfügung zu stehen. Wahrung von Abstinenz und Neutralität sind zwei wesentliche Pfeiler von allen psychoanalytischen Behandlungen. Erst Abstinenz ermöglicht die Etablierung einer Übertragungsbeziehung. Alltägliche Beziehungswünsche sollen nicht befriedigt werden. Neutralität soll Patienten vor den Einflüssen ihres Therapeuten schützen. Die Situation ist für mich mittlerweile eine andere. Schon seit einiger Zeit behandle ich keine Kinder und Jugendlichen mehr. Im fortgeschrittenen Lebensalter und am Ende meiner beruflichen

Laufbahn sehe ich deshalb keinen Grund mehr, über meine frühe Kindheit zu schweigen. Zwar ist es eine Lebenserfahrung, dass Psychoanalyse auch zur Diskriminierung und als Machtinstrument eingesetzt werden kann. Meine Berichte über meine Verletzungen im Krieg und in der Nachkriegszeit könnten womöglich als ›narzisstisch, exhibitionistisch und masochistisch‹ bezeichnet werden. Doch es ist notwendig, ein traumatisiertes Kind rückblickend erzählen zu lassen, um damit vielleicht betroffenen Menschen zu helfen. Insofern nehme ich auch entsprechende »Deutungen« und mögliche Diskriminierungen in Kauf. Meine ersten Berichte in meinem Buch über Angststörungen sind, soweit ich davon Kenntnis erhalten habe, überwiegend positiv aufgenommen worden. Einige psychoanalytische Kollegen haben mir sogar berichtet, dass mein Buch viele Ausbildungskandidatinnen und -kandidaten entlastet habe: Sie haben zur Kenntnis genommen, dass auch Psychoanalytiker psychische Probleme haben dürfen, wenn sie diese aufarbeiten und größtenteils bewältigen.

Als ich zwanzig Jahre alt war, hat mich eine analytische Psychotherapie langsam von den traumatischen Störungen befreit und zur eigenen psychoanalytischen Ausbildung hingeführt. Mein damaliger Psychotherapeut, selber leiderfahren, hat einmal zu mir gesagt, dass es mein wertvollstes Kapital sei, so gut wie alle Ängste selbst erfahren zu haben. Damals habe ich das beinahe wie Hohn erlebt. Heute weiß ich, dass er Recht behalten hat. Ich habe Leid von Kindern und Jugendlichen besser verstanden, weil ich an meine früheren Beschwerden denken musste. Ich habe gewusst, wovon ich gesprochen habe. Es gibt viele Bücher über die Traumatisierung von Kriegskindern, auch einige authentische Berichte über die Entstehung ihrer Störungen. Vielleicht ist es ein Vorzug dieses Buches, dass ich beides miteinander vereinigen kann. Ich bin Psychoanalytiker und habe mich lebenslang mit psychischen Störungen und mit der allgemeinen und speziellen Krankheitslehre befasst. Vielleicht gelingt es mir, die Zusammenhänge für die Entstehung von traumatischen Störungen am Beispiel meiner eigenen Geschichte noch deutlicher zu machen. Und möglicherweise kann einiges davon verwendet werden, um seelisches Elend von Kindern zu mildern oder gar zu vermeiden.

Die Entstehung meiner Symptomatik

Die Literatur über Traumata betont, dass der Traumatisierte nach dem Ereignis zu einem völlig anderen Menschen werde. Das gilt für mich nicht. Ich habe während meiner gesamten Kindheit ununterbrochen Traumata erfahren und nie erlebt, wie es ist, symptomfrei und seelisch gesund zu sein. Betrachte ich die Entstehung meiner psychischen und körperlichen Symptomatik aus heutiger Sicht, so erkenne ich vielerlei Ursachen, aber auch manche rettende Ressourcen und hilfreiche Beziehungen – über diese werde ich noch berichten. Im Folgenden beschreibe ich die typischen Symptome einer Posttraumatischen Belastungsstörung (PTBS), die sich bei mir entwickelt haben sowie weitere Störungen, die als Traumafolgestörungen bezeichnet werden.

Bereits in frühester Kindheit war ich vielen traumatischen Situationen ausgeliefert: Luftangriffen, Vertreibung, Leben unter extremen Bedingungen mit ständig neuen existentiellen Bedrohungen sowie vielen Trennungstraumata. Über mein erstes Symptom, das wahrscheinlich die Folge von unverarbeiteten Reizüberflutungen war, habe ich zu Beginn berichtet. Nach einem Luftangriff auf Teplitz mit schwerem Bombardement flüchtete meine Mutter mit uns Kindern in den Luftschutzkeller. Ich war damals etwa zwei bis drei Jahre alt. Danach hatte ich einen heftigen Krampfanfall. Ich habe keinerlei Erinnerung daran, ich weiß es nur aus den Erzählungen meiner Mutter. Vermutlich bin ich abrupt aus dem Schlaf gerissen worden und war wohl sehr unruhig und quengelnd. Ich wollte unbedingt ein Wurstbrot. Natürlich war keine Wurst da. So legte man mir Brotrinden auf das Brot und ich aß es widerspruchslos. Ein Trauma wird besser bewältigt, wenn der Betroffene aktiv werden kann. Ich vermute, dass ich einfach etwas für meine Beruhigung gebraucht und damit auch meine Mutter beschäftigt habe.

Psychische Störungen werden mittels Manualen diagnostiziert. In Deutschland werden Diagnosen mit dem so genannten ICD-10 verschlüsselt, dies ist eine Abkürzung für ›Internationale statistische Klassifikation der Krankheiten‹. Wahrscheinlich hat damals ein »dissoziativer Krampfanfall« stattgefunden, der wie ICD-10 gemäß F 44.5 feststellt, epileptischen Anfällen gleicht. Er geht selten mit Bewusstseinsverlust einher, auch sind Zungenbisse wie bei der echten Epilepsie selten. Als spezifische Auslöser gelten vor allem Stress und Aufregung, Schmerzen, ungewohnte Geräusche und Licht.

Ein Trauma ist eine nicht vorhersehbare extreme Erfahrung, verbunden mit extremer Todesangst. Der Reizschutz des Individuums wird durchbrochen. Das Ich wird von extremen physiologischen Reaktionen überflutet. Der Traumaforscher van der Kolk meint, dass Traumatisierte die Welt nach dem traumatischen Ereignis mit einem veränderten Nervensystem erleben. Alle energetischen Bemühungen konzentrieren sich darauf, das Chaos im Inneren zu bezwingen. Im Luftschutzkeller hat mein Gehirn zwar revoltiert, doch das Chaos hat die Oberhand behalten.

Diese Anfälle wiederholten sich und hörten erst nach der Trennung von meiner Mutter auf, als ich mit der Großmutter auf dem Land lebte. Ob die Ursache für die Beendigung der dissoziativen Anfälle der Abstand zur Mutter war oder die geringeren Reize, die von da an in mich eindrangen, kann nicht sicher gesagt werden. Wir können uns heutzutage die Todesängste bei einem Luftangriff, mit vielen Menschen in Panik in einem überfüllten Keller, nur bedingt vorstellen. Meine Mutter war eine ängstliche und depressive Persönlichkeit. Sie konnte meine Ängste nicht in sich aufnehmen und sie mildern, sie benötigte mich sogar als ›Behälter‹ für die eigenen Ängste. Mein kleines, noch unvollkommenes Gehirn konnte sich damals nicht anders wehren: Der epileptische Anfall nach dem Luftangriff war wahrscheinlich ein Ergebnis dieser doppelten Überflutung.

Es sind nicht nur dramatische Ereignisse und ihre Verarbeitung in der Fantasie, die krankmachende Wirkung haben können. Häufiger sind es chronisch subtile, auf den ersten Blick kaum wahrnehmbare Verzerrungen innerhalb von Beziehungen. Traumatische Ereignisse spielen sogar meist eine wesentlich geringere Rolle bei der Bildung von krankheitswertigen seelischen Strukturen als solche Störungsmuster, die aus täglich wiederholten Erfahrungen entstehen. Zwar sind diese weniger dramatisch, dafür hartnäckiger. Solche kontinuierlichen Erfahrungsmuster sind die Vorläufer und Ursachen einer späteren seelischen Problematik. Es ist ein Grundprinzip, dass sich Kinder immer so gut es eben geht anpassen, sogar an die problematischen Verhaltensweisen ihrer Eltern, selbst wenn das mittel- und langfristig auf Kosten ihrer eigenen psychischen Gesundheit geht.

Die Psychoanalytikerin Marion M. Oliner hat zwei Kategorien von Patienten beschrieben: jene, die an der Lösung ihrer Konflikte gescheitert sind und darum als verantwortlich für ihr Leid betrachtet werden. Diese Störungen werden als neurotisch bezeichnet. Auf der anderen Seite gibt es jene Patienten, die zu passiven Opfern äußerer Ereignisse wurden, also traumatisiert worden sind. Ich halte eine strikte Trennung in neurotische und traumatisierte Patienten nicht für sinnvoll, denn jedes Trauma verändert auch eine bereits vorhandene seelische Struktur.

Meine Mutter war eine ängstliche Frau, die immer wieder unter Depressionen litt. Zum einen konnte sie mir kaum ausreichend Schutz bieten, zum anderen projizierte sie ihre ängstlichen und depressiven Affekte in mich. Später sagte sie einmal, in meinem Beisein habe sie sich immer ruhiger gefühlt. Aus heutiger Sicht vermute ich, dass ich auch die Rolle ihres Partners übernommen habe und parentifiziert worden bin. Meine ersten vier Jahre habe ich mit ihr und meinen Brüdern verbracht, ich war spürbar immer ihr Liebling. Darum habe ich nie verstanden, warum sie mich damals einfach ihrer Mutter überlassen hat.

Mein Vater war, als er aus der Kriegsgefangenschaft zurückgekehrt war, ein gebrochener Mensch und mit sich selbst und seinen Bedürfnissen befasst. Weder stand er für mich ausreichend als Vater zur Verfügung noch für seine Frau als Ehemann. So bildete sich auch bei mir, zunächst ganz unmerklich, eine ängstlich-depressive Struktur. Jeder Mensch kann mit ängstlichen und depressiven Empfindungen reagieren. Doch bei belastenden Lebensereignissen können sich diese verfestigen und krankheitswertig werden. Depressive Gefühle sind im Kleinkind- und Kindesalter nur schwer von den ängstlichen Emotionen zu unterscheiden, zumal sie auch kaum unvermischt auftreten.

Die quälenden Symptome einer Posttraumatischen Belastungsstörung

Mittlerweile wird vieles als Trauma bezeichnet, was keineswegs den wissenschaftlichen Kriterien entspricht. Kennzeichnend muss immer eine Bedrohung von katastrophalem Ausmaß sein, verbunden mit Hilflosigkeit und Todesangst. Traumata wirken überwiegend nicht direkt, sondern durch die Reaktionen, die sie hervorrufen. Sie nisten sich in eine vorhandene Struktur ein, um scheinbar hilfreich zu sein. In Wirklichkeit führen sie in fataler Weise zur Vermeidung neuer positiver Erfahrungen und zur Blockierung eines förderlichen Entwicklungsprozesses. Darum ist immer entscheidend, in welche vorhandene Struktur sich ein Trauma festsetzt, weil es ganz unterschiedlich verarbeitet werden kann.

Depressive Störungen sind typische und die häufigsten Folgen von Traumatisierungen. Von Beginn meiner Kindheit bis ins Jugendlichenalter war ich ununterbrochen traumatischen Erlebnissen ausgesetzt. Vor allem war nicht vorauszusehen, was noch kommen würde, ich lebte in ständigen Spannungen. Als ich etwa acht Jahre alt war, krochen die ersten Ängste und depressive Verstimmungen heran. Oft spürte ich morgens dunkle Gefühle. Mir begann es vor dem Tag und vor dem Leben zu grausen. Ich hatte bis dahin immer gern und auch viel gegessen. Mit einem Mal hatte ich keinen Appetit mehr, aß aber, um nicht aufzufallen. Überhaupt wollte ich niemandem davon erzählen. Ich hatte von Anfang an Angst, ausgelacht zu werden und fürchtete, womöglich als verrückt zu gelten und in die psychiatrische Klinik »Sankt Getreu« in Bamberg zu kommen, wie bereits einige meiner Klassenkameraden. Einen habe ich dort besucht. Er hatte mir schon im Lager erzählt, er fühle sich immer so komisch, habe oft Ängste und wisse nicht warum. Bei meinem Besuch erzählte er mir, es sei festgestellt worden, dass er nervenkrank sei. Mir ist bei seinen Erzählungen blitzartig körperlich schlecht geworden, beinahe hätte ich erbrochen, denn ich hatte ja die gleichen Störungen wie er. Von da an begleitete mich eine panische Angst vor dem »verrückt sein«, bis zu meiner ersten Psychotherapie. Vielleicht war das die schlimmste aller Ängste. Mein Verleugnen ging sogar so weit, dass ich den Eltern Fröhlichkeit und Appetit regelrecht vorspielte. Oft rannte ich jauchzend und lachend die letzten Meter zur Baracke und riss die Tür fröhlich auf, obwohl mir eher traurig zumute war. Ich wollte vor allem nicht, dass sich jemand um mich sorgte. Einmal habe ich es gewagt zu bekennen, dass ich nicht schlafen könne. Eine Erwachsene wies mich zurecht und sagte, als sie so alt wie ich gewesen sei, da habe sie aber schlafen können. Was die Kinder heute alles hätten! Von da an habe ich endgültig über meine Leiden geschwiegen.

Ängste generalisieren, sie weiten sich im Lauf der Zeit auf alle Bereiche aus. In rascher Folge kamen Höhenängste, Ängste vor Gewittern, Ängste vor Dunkelheit, Ängste eingeschlossen zu sein, hinzu. Diese Ängste sind ein phylogenetisches Erbe unserer Vorzeit. Von einem stabilen, gesunden

Ich können sie in Schach gehalten werden. Werden aber die Fähigkeiten von Ich und Selbst zerstört, wie das bei mir damals geschehen war, so verschaffen sich alle Ängste Raum. Während meiner Tätigkeit als therapeutischer Leiter eines psychotherapeutischen Kinderheims hat mich immer die Fülle von archaischen Ängsten bei den traumatisierten Kindern beeindruckt. Sie hatten keine schützenden Objekte verinnerlicht und waren ihren Ängsten hilflos ausgeliefert. Dennoch erlebte ich die Ängste vor dem Hintergrund ihrer Vernachlässigungen und Traumatisierungen, folgerichtig. Ich konnte diese Kinder immer gut verstehen, weil sie mich an meine Angstsymptome von damals erinnert haben.

Eine Akrophobie, Höhenangst, wurde zum ersten Mal spürbar, als wir – wahrscheinlich in der vierten Klasse – eine Wanderung machten. Wir gelangten zu einem aus Baumstämmen roh gezimmerten Aussichtsturm. Rasch kletterten die ersten die einfache Leiter hoch, und unser Lehrer forderte schließlich alle auf hinaufzusteigen. Als ich auf halber Höhe war, bekam ich einen panikartigen Anfall. Ich fürchtete, mich nicht mehr festhalten zu können und in die Tiefe zu stürzen. Mein Herz raste, ich schwitzte und konnte nicht mehr weiter hinaufsteigen. Von oben drängten die ersten herab und schrien mich an, mich doch schneller zu bewegen. Einige Mitschüler verlachten mich und nannten mich feig. Schritt für Schritt tastete ich mich langsam hinunter. Unten raunzte mich der Lehrer an. Was sie im Krieg alles hätten leisten müssen, und ich käme nicht einmal auf solch einen einfachen Turm. Von da an war ich mir noch sicherer, dass man Ängste verbergen müsse. Meine Angst vor Beschämungen wurde immer mehr zur leitenden Richtschnur meines Handelns. Noch Jahre später habe ich immer wieder von diesem Turm geträumt. Er ragte bis in den Weltraum, und ich war in größter Gefahr, in entsetzliche Tiefen zu stürzen. Darunter hatten sich die traumatischen Ängste gemischt, die ich bei meinem Sturz vom Rücken meines Cousins in Dainrode erlebt hatte.

Als ich einst als Lehrer unterrichtete, fiel mir ein zwölfjähriger Junge auf, der in der Schule zitternd die Treppe zum ersten Stock hinaufschlich. Seine Mitschüler verlachten ihn. Ich sprach mit ihm, und nach einigem Zögern gestand er mir seine Ängste vor der Höhe. Ich bot an, ihn beim Treppensteigen zu begleiten, was er zögernd annahm. Tatsächlich nahm seine Angst in meiner Begleitung ab. Nach einigen Wochen schaffte er es ohne meine Hilfe.

Bei Gewittern hat meine Mutter stets das Zimmer verdunkelt und mich auf ihren Schoß genommen. Sie litt an furchtbaren Ängsten, die auf mich übergingen, wenn sie sich eng an mich klammerte. Erst in meiner ersten Psychoanalyse habe ich begriffen, dass sie auf diese Weise die Situation im Luftschutzkeller reinszeniert hat. Durch die Gewitter wurden bei uns beiden die damaligen Todesängste getriggert und freigesetzt. Ich wagte es schließlich nur noch, ins Freie zu gehen, wenn ich in zwanghafter Weise die Wolken beobachten konnte und sah, ob sich ein Gewitter zusammenbraute. Stets musste ein Schutzraum in der Nähe sein, in den ich jederzeit vor Blitz und Donner flüchten konnte. Die Gewitter waren die Luftangriffe, und die Fluchträume waren die Luftschutzkeller von damals. Während meiner gesamten Kindheit litt ich durchgängig so gut wie an allen Ängsten und depressiven Verstimmungen. Ich war in späteren Diskussionen unter Psychotherapeuten erstaunt darüber, dass immer wieder behauptet wurde, Kinder könnten noch nicht an Depressionen leiden.

Später entwickelten sich posttraumatische Belastungsstörungen mit ihren typischen Symptomen, vor allem mit der Dissoziation. Der Traumaforscher Bessel van der Kolk hat sie als die ›Essenz des Traumas‹ bezeichnet. Die überwältigenden Erlebnisse sollen abgespalten, aufgeteilt werden, mit ihnen auch alle physischen Empfindungen, die mit dem Trauma verbunden sind. Damit beginnen sie ein Eigenleben zu führen. Die Dissoziation ist der extremste Rückzug aus einer bedrohlich gewordenen Welt und letztendlich ein Kennzeichen für den Zusammenbruch aller Ich-Leistungen. Zwar sind alle traumatischen Folgen vorerst beseitigt, doch im Hintergrund bleiben gefährliche Tretminen. Zu Ruhezeiten lauern sie als unverdaute Brocken, doch können sie den Traumatisierten jederzeit und blitzartig überfallen.

Ich habe im Abschnitt über das Lager berichtet, dass ich schon damals erste Gefühle von Entfremdung gespürt habe. Alles war wie ein Traum, mein inneres Erleben wollte vor all dem Schrecklichen nur flüchten. Das passierte von da an immer, wenn seelische Probleme auftauchten. Jederzeit konnte bei mir der Hebel umgelegt werden, der ›Trigger‹ genannt wird.

Als wir im Gruppenraum einer katholischen Kirche Spiele machten, habe ich zum ersten Mal eine Dissoziation erfahren. Mit einem Mal erlebte ich das gesamte Geschehen als von mir abgeschnitten, wie hinter einer Glasscheibe. Gleichzeitig geriet ich in eine Art Dämmerzustand, glaubte zu träumen, nahm zwar alles ringsum wahr, hatte aber zu den Ereignissen keine lebendige Verbindung mehr. Die panische Angst wurde von meiner Scham begleitet, niemand dürfe davon erfahren. Immer wieder fürchtete ich, verlacht oder als geisteskrank abgestempelt zu werden. Dass ein solcher Vorgang

Derealisation genannt wird, wusste ich damals natürlich nicht. Immer häufiger erlebte ich ähnliche Phänomene. Oft erwachte ich aus dem Schlaf und nahm meinen Körper nicht mehr räumlich wahr, sondern flach. Ich war zweidimensional geworden und hatte kein authentisches Gefühl mehr für meinen Körper – ich war »depersonalisiert«. Als dieses Empfinden zum ersten Mal auftrat, dachte ich – wieder einmal – die Einweisung in eine Psychiatrie nicht mehr verhindern zu können. Wer eine solche ›verrückte‹ Körperwahrnehmung nicht erlebt hat, kann die begleitenden Ängste kaum nachvollziehen. Aus heutiger Sicht würde ich diese Zustände als unterschiedliche Formen von Dissoziationen beschreiben. Mein Ich hatte seine integrative Wirkung verloren. Es besaß nicht mehr ausreichend die Fähigkeit, psychische Ganzheit und Zusammenhalt zu garantieren. Mit traumatischen Erlebnissen verbundenes, psychisch unverdautes Material war abgespalten worden, was sich bei mir vor allem mittels der Phänomene Depersonalisation, Derealisation und gelegentlichen Dämmerzuständen auswirkte. Zweifelsohne waren auch die vielfältigen archaischen Ängste Folgen meiner massiven Traumata und des fortschreitenden Zusammenbruchs meiner psychischen Struktur.

Es war für mich kein Ende abzusehen. Immer wieder geschah etwas Neues. An einem wunderbaren Sommertag saß ich auf einer Wiese und hörte mit einem Mal die Grillen immer lauter zirpen. Ich wusste nicht, ob ich mir das lediglich einbildete oder ob die Insekten wirklich immer schriller würden. Irgendwann konnte ich die Geräusche nicht mehr ertragen und flüchtete. Das Ereignis war wahrscheinlich ausgelöst worden, weil ich in einer Illustrierten gelesen hatte, dass für van Gogh die akustischen und visuellen Sinnesreize vor seinem psychotischen Zusammenbruch immer unerträglicher geworden waren. Von da an fürchtete ich die Geräusche zirpender Grillen. Sobald ich auch nur ähnliche Geräusche hörte, geriet ich in Panik. In der Fachsprache wird dieses Phänomen auch »Hyperarousal‹ genannt, was eine Erregungssteigerung bedeutet; die Erregungsschwelle des Nervensystems hat sich gesenkt, Geräusche, fremde Gesichter und ähnliche Reize können jederzeit heftige Schreckreaktionen auslösen. Diese Übererregung führte zu Ein- und Durchschlafstörungen. Ich erinnere mich, dass ich gelegentlich nachts aufgewacht bin und ein verzerrtes Gesicht vor mir gesehen habe, einmal auch ein absonderliches Geräusch hörte. Danach konnte ich nicht mehr schlafen. Ich fing an Orte zu meiden, von denen ich glaubte, sie würden mich mit Geräuschen überfluten.

Im Verlauf meiner Pubertät kam es gelegentlich zu Nachhallerinnerungen, so genannten Flashbacks. Diese überfielen mich während des Schlafs, manchmal auch tagsüber. Blitzartig waren Geräusche, Erinnerungen und Bilder da, die ich verzweifelt wegzuschieben suchte. Das Schrecklichste war, dass es dabei zu einer Störung der Wahrnehmung von Wirklichkeit kam – was war überhaupt noch sicher? Wie berichtet, versucht Dissoziation alle unverdauten Traumareste zu beseitigen; sie werden in Außenregionen verschoben, aber gerade darum können sie den Traumatisierten jederzeit überfallen.

Im Therapiezentrum Osterhof war mir einst ein zwölfjähriges Mädchen vorgestellt worden. Der Lebensgefährte der Mutter hatte sie missbraucht, und sie hatte das ihrer Mutter offenbart. Von der Mutter zur Rede gestellt, stach der Mann Mutter und Tochter nieder. Das Mädchen war schwer verletzt, überlebte nur, weil es sich tot stellte. Im Anschluss daran litt sie unter schweren Flashbacks, in denen sie das grauenhafte Geschehen immer wieder reinszenierte. Als ich ihr sagte, dass ich auch darunter gelitten hatte, jedoch davon befreit worden sei, schien sie erleichtert. Es ist tröstlich zu wissen, dass andere Ähnliches erlitten und überwunden haben. Wir haben das Mädchen zunächst in eine Klinik überwiesen, die akuteTraumata behandelt. Ich selbst habe in Flashbacks so gut wie nie das Trauma wieder erlebt. Es waren vielmehr emotionslose Bilder, die wie real wirkten und mich darum in besondere Panik versetzt haben.

Am schlimmsten war jedoch, dass die Schamängste, die ursprünglich mein Motiv gewesen waren, alle Symptome zu verbergen, zum Brennpunkt einer neuen Störung wurden. Es entwickelte sich eine soziale Phobie. Als Grundlage dienten alle Schamängste aus der Zeit des Flüchtlingslagers: Scham, ein Flüchtling zu sein; Scham, in einem schmuddeligen Lager zu leben; Scham, arm zu sein. Musste ich vor der Klasse vorsingen, ein Referat halten, wurde ich von vielen Menschen angesehen, begann ich zu zittern. Meine Muskulatur verspannte sich derart, dass der körperliche Schmerz kaum mehr auszuhalten war. Ich entwickelte mit der Zeit eine fast vollständige Versteifung der Nackenmuskulatur, schließlich kam es noch zu Gangstörungen mit Schwindel. Das Versteifen der Muskulatur kann bereits bei Säuglingen beobachtet werden. Auch hier ist es ein dissoziativer Zustand, in den sich das Kind aus der gefährlichen Welt zurückzieht. Später habe ich es als eine Art von langsamem »Einfrieren« erlebt, weil ich immer mehr Angst vor der Welt bekommen habe. Dissoziative Bewegungsstörungen gemäß der ICD-10 hatten sich entwickelt. Irgendwann vertraute ich mich einem Hausarzt an, der mich an einen Neurologen überwies. In einer Klinik wurde ich wegen eines ernsthaften Verdachts auf Multiple Sklerose untersucht. Ein Psychiater, dem ich heute noch unglaublich dankbar bin, empfahl schließlich eine Psychotherapie und stellte so die Weichen für mein künftiges Leben. Ich hatte das große Glück, dass meine Traumata in zwei langen Psychotherapien behandelt wurden und sich die Symptome auflösten.

Die Ursachen der Traumata

Fasse ich die wichtigsten traumatisierenden Ereignisse zusammen, so standen in der frühen Kindheit die Folgen des Bombenkrieges, die Luftangriffe, der Luftschutzkeller im Vordergrund. Der erste gravierende Ortswechsel war die Vertreibung, die alle Betroffenen hoffnungslos und depressiv werden ließ. Es folgten vielfältige Trennungstraumata. Bis ich ins Flüchtlingslager kam, war ich fünfmal umgezogen. Die Umstände waren mir völlig fremd, und mir fehlten meine vertrauten Eltern. Meine Mutter hatte ich zwei Jahre nicht gesehen, meinen Vater kannte ich überhaupt nicht. Meine Eltern waren traumatisiert, unfähig, ihre eigenen Kinder zu schützen. Hinzu kamen unaufhörliche Reize, die nicht verarbeitet werden konnten. Ich konnte bei den meisten meiner Leidensgenossen ähnliche Entwicklungen beobachten.

Bei vielen Kriegskindern haben sich die Traumafolgestörungen im Verlauf ihres Lebens zurückgebildet. Eine Statistik verdeutlicht jedoch, dass die Traumata im fortgeschrittenen Alter in tragischer Weise wiederkehren und die alten Menschen erneut quälen können. Von den heute 14- bis 29-Jährigen leiden lediglich 1,4 % an einer Posttraumatischen Belastungsstörung, bei den über 60-Jährigen sind es 3,8 %. Diese Tatsache wird mit den Nachwirkungen der Traumatisierungen während des Zweiten Weltkriegs in Verbindung gebracht. Die Folgen von Kriegen stehen als traumatisches Ereignis an erster Stelle für die Entstehung einer PTBS – ohne Unterscheidung zwischen Soldaten und Zivilisten. Nach einem Vortrag über Kriegstraumata kam eine Hörerin zu mir und bedankte sich dafür, dass sie ihre Mutter jetzt in einem anderen Licht sehen könne. Diese musste als kleines Kind aus Schlesien flüchten und hat während ihrer Flucht viele Gräueltaten erlebt. Sie habe danach ein einigermaßen unauffälliges Lebens geführt, in den letzten Jahren jedoch schwere Depressionen entwickelt und leide an morgendlichen Angstattacken. Das waren die wiederkehrenden Traumata aus der Kindheit. Ich schlug der Frau vor, sich mit ihrer Mutter an einen Psychiater zu wenden, der vielleicht – neben einer wirksamen Medikation – zusätzlich therapeutische Sitzungen anbieten könne. Ich hoffte darauf, dass er der alten Frau beim Erzählen ihrer Erlebnisse und Leiden zuhören würde.

Dem traumatisierten Menschen zuhören

Das Schrecklichste in meiner Kindheit war, dass ich mit niemandem über meine Leiden sprechen konnte. Entweder wäre ich verlacht, beschämt oder von Ärzten für psychotisch erklärt worden. Damals waren Posttraumatische Störungen noch nicht bekannt, und ich denke, meine Symptomatik glich letztlich einem psychotischen Zusammenbruch. Darum habe ich geschwiegen – bis etwa zu meinem zwanzigsten Lebensjahr. Ich bin seither der tiefen Überzeugung, dass es das Wichtigste ist, leidenden Menschen zuzuhören, ihre Not zur Kenntnis zu nehmen und ihnen bereits auf diese Weise zur Seite zu stehen.

Eine Hörerin einer meiner Vorträge meinte, es sei problematisch, mit traumatisierten Menschen zu sprechen. Ein Traumatherapeut habe ihr gesagt, es sei gefährlich, am Trauma zu rühren, man könne nie voraussehen, was das bewirke. Hier gilt es, einige Missverständnisse auszuräumen. Selbst wenn wir von der Vorstellung ausgehen können, dass bei einem Trauma gleichsam eine Granate explodiert ist, die Granatsplitter in alle Hirnregionen verteilt wurden und jederzeit aktiv werden können: Gespräche mit einem anteilnehmenden und aufnehmenden Menschen sind immer wertvoll und wichtig. Ein aufmerksamer Zuhörer kann so hilfreich sein wie ein professioneller Psychotherapeut. Im günstigen Fall können Gespräche Belastungen und Symptome der betroffenen Personen wesentlich mindern.

Beim Umgang mit dem Trauma herrscht ein gefährlicher Irrtum vor, auf den ich im Abschnitt über die Psychotherapie meiner Traumata eingehen werde: Ein traumatisierter Mensch müsse über seine Traumata sprechen, erst dann könnten sie bewältigt werden. Wenn er nicht von sich aus darüber spricht, müsse man ihn konfrontieren und befragen. Eine Supervisandin berichtete mir von einer Szene während ihres Praktikums in einer Kinder- und Jugendpsychiatrie. Ein neunjähriges Mädchen war von seinem Stiefvater über längere Zeit missbraucht worden. Es wurde in der Klinik vorgestellt, um eine Behandlung einzuleiten. Das Mädchen schwieg, denn seine Scham war groß. Die behandelnde Therapeutin ertrug das Schweigen nicht lange und begann, das Mädchen über die Geschehnisse zu befragen. Immer wieder insistierte sie, alle Details des Missbrauchs wollte sie erfahren. Schließlich ertrug das kleine Mädchen die Scham nicht mehr und brach mit einem Weinkrampf zusammen.

Es ist unschwer zu erkennen, dass das Missbrauchs-Trauma so lediglich reinszeniert wurde. Die ›Therapeutin‹ drang in das kleine Opfer ein, wie einst der Stiefvater. Ein solcher Sog entsteht bei Traumata fast immer. Mit der Folge, dass sich die Täter-Opfer-Situation erneut in Szene setzt. Agiert ein Therapeut lediglich grandiose, sadistische Überlegenheit aus, so verschlimmert er die Situation. Zur Behandlung eines Traumas gehören Demut, Abstinenz und Neutralität. Es ist von zentraler Wichtigkeit, aufkommende Scham beim Patienten zu beachten. Ich bin darum skeptisch, ob einige jener Traumatherapien, die rasche Erfolge versprechen und ein sehr aktives Vorgehen erfordern, Patienten nachhaltig helfen werden.

Anders ist es, wenn ich teilnehmender Gesprächspartner eines Menschen bin, der sich über unsere Beziehung freut und den Gespräche entlasten können. Was ist dann besonders heilsam? Der Traumaforscher Andreas Maercker hat folgendes darauf geantwortet: »Von anderen dafür gewürdigt werden, dass man sehr Schweres durchgemacht hat – und dass man ihnen von diesen Erlebnissen erzählen kann«.

Sprache dient der Verständigung. Erst mit Hilfe der Sprache kann ein Mensch sich selbst und seine Umwelt verstehen. Sprache dient auch dem Verstehen bewusster und unbewusster Vorgänge. Das Erlernen der deutschen Sprache ist für unsere heutigen Flüchtlinge auch deswegen so vorrangig. Es war damals für uns Flüchtlingskinder schon schwer genug, Kontakte zu den Einheimischen herzustellen, obwohl uns die gleiche Sprache verband.

BINDUNG UND PSYCHOTHERAPIEN – WAS MIR GEHOLFEN HAT

Während meiner gesamten Kindheit und Jugend habe ich mit niemandem über meine seelischen Leiden gesprochen. Den behandelnden Ärzten habe ich immer nur von meinen körperlichen Beschwerden berichtet, an seelische Ursachen dachte niemand. Als Behandlungen habe ich Massagen, Bestrahlungen und ähnliche Anwendungen erhalten, denn ich litt immer stärker unter einer Verkrampfung meiner Nackenmuskulatur und an Gangstörungen. Wegen meiner Symptome, von denen befürchtet wurde, es seien erste Anzeichen einer multiplen Sklerose, wurde ich schließlich an einen damals sehr bekannten Professor für Neurologie und Psychiatrie überwiesen. Ich hatte natürlich beträchtliche Angst vor seiner Diagnose. Zu meinem Erstaunen hat er jedoch die Untersuchungsergebnisse von Reizen, Reflexen und EEG nicht allzu sehr gewürdigt, sondern hat mich aus meinem Leben erzählen lassen. Und zu meiner größeren Überraschung hat er abschließend gemeint, mir werde wahrscheinlich eine Psychotherapie helfen. Ich hatte damals keinerlei Ahnung davon, was ›Psychotherapie‹ bedeutete. Zwar hatte ich von Freud, Adler, Jung ein wenig gehört, aber das war graue Theorie. Der Professor gab mir die Adresse der damaligen Akademie für Tiefenpsychologie und Psychotherapie, was mich ein wenig irritierte, denn ich war auf komplizierte neurologische Untersuchungen und Behandlungen eingestellt. Andererseits war ich bereit, alles zu unternehmen, was mir Hilfe versprach. So ließ ich mir einen Termin an jenem Institut geben, an dem ich heute Ehrenmitglied bin. In der Ambulanz begegnete ich einer freundlichen Dame, die ein anamnestisches Gespräch mit mir führte. Am Ende hielt sie ebenfalls eine Psychotherapie für mich sehr von Nutzen und gab mir die Adresse eines niedergelassenen Psychotherapeuten in Stuttgart. Sie bereitete mich allerdings darauf vor, dass er blind sei. Das verwirrte mich wiederum, konnte ich mir doch überhaupt nicht vorstellen, wie ein blinder Mann seinen ärztlichen Aufgaben nachgehen könnte. Ich wollte aber jede Chance wahrnehmen, die mir eine gewisse Besserung versprach.

So suchte ich also, 20-jährig, an einem Nachmittag im Frühling, jenen Psychotherapeuten auf. Vor einem unscheinbaren Wohnhaus spielten Kinder, von denen ich vermutete, dass es die Kinder des Psychotherapeuten seien, was sich später bestätigte. Seine Ehefrau öffnete mir die Tür und führte mich in ein Wartezimmer, das aussah wie eine kleine Bibliothek mit Gemälden an der Wand. Ich füllte einen Fragebogen aus und wartete ziemlich angespannt. Ein großer, stattlicher Mann öffnete die Tür und reichte mir die Hand. Ich konnte nicht die geringsten Anzeichen dafür wahrnehmen, dass ich es mit einem Blinden zu tun hätte und war erneut irritiert. Das Gesicht des Mannes trug schwere Narben, die Glasaugen waren geschickt so ausgewählt, dass sie wie echt aussahen. Ich wurde gebeten, mich in einen Sessel zu setzen, der Psychotherapeut setzte sich mir gegenüber. Dann forderte er mich auf, über den Grund meines Kommens, meine Leiden zu erzählen. Es sei wichtig, alles zu erwähnen, auch wenn manches schwer fiele, weil es mich vielleicht beschämen könnte. Weil er meine Verunsicherung spürte, erzählte er ein klein wenig von sich. Eine russische Granate sei explodiert und habe sein Gesicht zerstört. Mit Hilfe von vielen Operationen sei es einigermaßen wiederhergestellt worden, doch habe er sein Augenlicht auf Dauer verloren. Ich war in diesem Moment fassungslos darüber, was ein Mensch alles an Leiden bewältigen konnte und kam mir mit meinen Beschwerden ganz klein vor.

Danach setzte Schweigen ein. Ich wusste nicht so recht, was ich sagen sollte. Dennoch war das Schweigen weder bedrückend noch feindselig. Fast hätte ich es als angenehm empfunden. Viele Gedanken wirbelten mir durch den Kopf. Ich wusste einfach nicht, womit ich beginnen sollte.

Nach einer Weile fragte der Psychotherapeut, ob ich gelegentlich auch träumen würde. Wiederum war ich verblüfft und fragte mich, was er denn mit meinen Träumen anfangen wollte, schließlich sollte er doch meine Körperschmerzen behandeln. Ich überlegte lange und fragte schließlich, ob ich auch einen schon längere Zeit zurückliegenden Traum berichten dürfe, ich muss damals etwa sechzehn Jahre alt gewesen sein. Er nickte. Dann begann ich zu erzählen: In meinem Traum will ich mit dem Zug nach Bamberg fahren, dort wo ich einst als elfjähriges Kind das Gymnasium besucht habe. Aber der Zug hält dauernd an. Immer häufiger geschieht das. Ich werde zunehmend unruhiger, schließlich hilflos und verzweifelt, weil ich so nicht ans Ziel kommen kann. Zunächst schwieg der Psychotherapeut. Dann meinte er, ob ich verstünde, was ich da vor Jahren geträumt habe. Ich überlegte, was es da zu verstehen gebe, es war doch nur ein einfacher Traum. Jetzt fragte er: Was hat denn in dem Traum gestockt, was ist nicht weitergefahren, was war nicht im Fluss und hat sich nicht weiterentwickelt? Sofort fiel mir mein Leben ein, das ins Stocken geraten war, seit ich unter diesen schrecklichen Symptomen litt. Ich hatte ja keinerlei Hoffnung mehr auf eine Zukunft, auf einen Beruf, gar auf eine Familie usw. Meine Lebensreise war ins Schlingern geraten, mein Lebensziel in immer weitere Ferne gerückt. Augenblicklich habe ich die stockende Zugfahrt mit meinem damaligen Lebensgefühl in einen direkten Zusammenhang gebracht. Zum ersten Mal ist mir deutlich geworden, wie viele Wahrheiten in einem Traum stecken können und wie uns das Bewusstmachen verändern kann.

An jenem Tag hat sich mein Leben grundlegend verändert. Die schwerwiegenden Konflikte, die wir beide, der Analytiker und ich, in meinem Initialtraum beschrieben und verstanden hatten, begannen sich zu verändern. Mein Therapeut verlieh mir die Gewissheit, dass sich meine Ängste, meine Körperstörungen und meine Furcht vor dem Leben verändern würden. Hoffnung keimte in mir, ich könne vielleicht doch einmal ein normales Leben führen. Ich begann, ihm rundum zu vertrauen und ihn zu bewundern, und ich idealisierte ihn. Das wichtigste war jedoch für mich, dass es fortan einen Menschen gab, dem ich alles anvertrauen konnte, wirklich alles! Meine inneren Nöte, meine Ängste, wahnsinnig zu werden, meine bizarren Symptome, wegen denen ich glaubte, ich sei bereits verrückt. Alles verstand der Therapeut, nahm es in sich auf und vermittelte mir dabei das Gefühl, ich habe Schlimmes erlebt und durchgemacht. Aber jetzt beginne eine neue Zeit. Allein die Tatsache, einen aufmerksamen Hörer zu haben, ließ meine Nackenschmerzen schon geringer werden.

Von nun an ging ich regelmäßig, anfänglich zweimal in der Woche, später einmal in die therapeutischen Sitzungen. Die Angst vor der multiplen Sklerose war längst verschwunden, bald auch die Ängste vor dem Wahnsinn. Ich tauchte mit dem Psychotherapeuten in meine innere Welt ein. Natürlich gab es ein großes Problem. Eine Psychotherapie war damals eine kostspielige Privatsache und musste privat bezahlt werden. Zwar stellte mir der Psychotherapeut eine geringere Summe als üblich in Rechnung, dennoch bedeutete die Therapie für mich und meine Familie eine große finanzielle Belastung, da ich ja noch studierte. Darum nahm ich in meiner Freizeit jede Arbeit an, um meine Psychotherapie zu finanzieren. Das war gut und wichtig so, denn es übte enormen Druck aus. Schon aufgrund dieser Tatsache wollte ich rasch gesund werden.

Ich glaube, dass bereits zwei Bereiche deutlich geworden sind, die eine psychoanalytische Therapie kennzeichnen und erste Veränderungen einleiten. Es entsteht ein gemeinsamer Raum zwischen dem Therapeuten und dem Patienten für alle Fantasien, Gedanken und Probleme. Dieser Raum umfasst durchweg alles, und er schafft Möglichkeiten für die Veränderung von den Konflikten und der Struktur eines leidenden Menschen. Bereits das Wissen um diesen gemeinsamen Raum schafft eine ungeheure Entlastung. In diesem Raum habe ich als erstes Teilnahme und Willkommen sein in der Welt erfahren, Gefühle, die mir bislang fremd waren. Und es entstand eine – so genannte – positive idealisierte Übertragung auf den Psychotherapeuten. Hoffnung keimte auf, dass die Symptomatik schwinden und dass ein neues Leben denkbar werde. Die positive Übertragung auf meinen Therapeuten, meine Idealisierungen, wurden in einem Traum deutlich. Ich träumte, gewaltige Fluten kämen auf mich zu und drohten, mich zu überschwemmen. Doch mich konnte nichts mehr gefährden. Ich saß auf den Schultern des Psychotherapeuten, der mich durch die Fluten trug. Natürlich hatte ich dieses Traumbild der Legende von Christophorus, dem Christusträger, entlehnt. Mein Therapeut sprach mein unverbrüchliches Vertrauen an, das ich in ihn setzte, und dass mich unbewusste Ängste von jetzt an nicht mehr überfluten würden. Er wies aber auch darauf hin, ich hätte mich wahrscheinlich nicht nur mit den Leiden Christi identifiziert, sondern auch mit dessen Größe.

Ein vom Krieg schwer gekennzeichneter, traumatisierter Mann saß mir in den folgenden Jahren gegenüber und arbeitete mit mir gemeinsam die Traumata eines Flüchtlingskindes auf. Ich erlebte in jeder Sitzung aufs Neue einen Mann, der die eigenen Traumata, die unendlich schwerwiegender als meine eigenen gewesen waren, offensichtlich überwunden hatte. Ich konnte den Therapeuten und seine guten inneren Objekte als meinen seelischen Container nutzen. Und von der ersten Stunde an fand ich eine seelische Heimat. Seither weiß ich unerschütterlich, eine psychoanalytische Behandlung ist die beste Behandlung von Traumata, weil ich das überzeugend an mir erlebt habe. Ich konnte danach ein erfülltes und überwiegend glückliches familiäres und berufliches Leben führen. Ich will die Arbeitsweise ein wenig verdeutlichen, wie eine psychoanalytische Psychotherapie Traumata lindern kann.

Es gehört zu unser aller Leben, dass die Beziehungen von Eltern und Kindern nicht immer ideal sind. Als Folge ständiger Befriedigungen und enttäuschender Frustrationen wird sich eine seelische Struktur bilden, die – mehr oder weniger – geringfügige oder starke Symptome hervorbringen wird. Dies geschieht immer wieder in Krisenzeiten, wenn die seelische Struktur überfordert wird. Meine Beziehungen zu Mutter, Vater und Geschwistern waren wahrlich problematisch gewesen. Ein zentrales Ziel jeder psychotherapeutischen Behandlung ist es, solche störenden Konfliktherde aufzuarbeiten und auf diese Weise ihre krankmachende Wirkung immer mehr einzugrenzen.

Doch war ich auch ein schwer traumatisiertes Kriegs- und Flüchtlingskind. Wir können annehmen, dass die Folgen eines Traumas umso gravierender sein werden, je frühzeitiger es bei noch wenig strukturierten und unzureichend geschützten Kindern eintritt. Ich war vom ersten Lebensjahr an schwersten Traumata ausgesetzt. In vorherigen Abschnitten habe ich immer wieder die Auswirkungen von Traumata beschrieben. Ich greife nochmals auf, was ich über »Dissoziationen« gesagt habe. Der ungarische Psychoanalytiker Ferenczi hat das Trauma als eine Erschütterung beschrieben, die eine Persönlichkeit aufsprengen kann. Jener Teil, der durch den Schock getötet wird, wird abgespalten. Für den verbleibenden Rest ist es zwar möglich, ein Eigenleben zu führen, doch wird die Persönlichkeit fragmentiert, viele Fähigkeiten werden nicht mehr zur Verfügung stehen. Der Traumaforscher van der Kolk hatte in seinen Betrachtungen das gesamte Geschehen im Gehirn, physiologisch und seelisch, im Blick. Was nach einem Trauma geschehe, beschrieb er so: »Das überwältigende Erlebnis wird abgespalten und aufgeteilt, so dass die Emotionen, Geräusche, Bilder, Gedanken und physischen Empfindungen, die mit dem Trauma verbunden sind, ein Eigenleben zu führen beginnen. Die sensorischen Erinnerungsfragmente dringen jedoch immer wieder in die Gegenwart ein und werden so buchstäblich wiederbelebt«. Zwar versucht Dissoziation alle unverdauten Traumareste zu beseitigen; doch gerade darum können sie – quasi aus dem Hinterhalt – den Traumatisierten jederzeit wieder überfallen. Und eines kann ich aus Erfahrung bestätigen: Reinszenierungen von Traumata, eindringende Nachhallerinnerungen, verzerrte Emotionen und Erinnerungsfragmente sind oft schlimmer als das Trauma selbst.

Ferenczi geht davon aus, dass das Träumen neben vielen anderen Funktionen auch eine traumalösende besitzt. Das Trauma kann im Traum wiederbelebt werden, der kritische Verstand ruht und die Wahrnehmungen über die Sinnesorgane sind gleichsam ausgeschaltet. Doch meist misslingt den Träumen, das Trauma aufzulösen, vor allem dann, wenn der Träumer für seine Erzählungen kein mitfühlendes und verständnisvolles Gegenüber hat. Scheitert ein solcher Versuch, wird der Traum zum Alptraum, der sich regelmäßig wiederholt. Dann ist es wie bei einer Schallplatte mit einem Sprung, die immer wieder von dort zurückspringt. Bereits im ersten Jahr der Zusammenarbeit mit meinem Therapeuten hatte ich einen Traum, der die Dissoziation und das Derealisations-Syndrom eindrücklich illustrierte und meinen namenlosen Ängsten erste Bilder gab: Ich sehe vor mir riesige Glasröhren. Darin bewegen sich archaische Säbelzahntiger mit gewaltigen Zähnen. Ich habe große Angst vor ihnen, obwohl ich doch sicher vor ihnen bin und nicht einmal ihr Schreien höre. Aber gerade die absolute Stille dieses Traumes versetzt mich in eine große Unruhe.

Ich war es gewohnt, zunächst Einfälle zu den Träumen zu

äußern. Die Säbelzahntiger erinnerten mich an eines meiner Lieblingsbücher, Rulaman, das ich mit vierzehn Jahren gelesen hatte. Die Hauptfigur war ein Junge aus der Steinzeit. Er war in meinem damaligen Alter und lebte ebenfalls bei seiner Großmutter, welche die alte Parre genannt wurde. Ich hatte damals überhaupt nicht bemerkt, dass ich mich so sehr mit diesem Jungen identifiziert hatte.

Erst wenn angstmachende Themen und Traumata im Rahmen zwischenmenschlicher Beziehungen wieder belebt werden, sind sie einem therapeutischen Einfluss zugänglich. Mein Therapeut, selbst schwer Trauma geschädigt, konnte meine Ängste in sich aufnehmen, sie verdauen und mir das Gute zurückgeben. Im Wesentlichen ist also nicht das Träumen entscheidend, auch nicht eine noch so weise Interpretation, sondern die Reinszenierung eines Traumas und seine Bebilderung in einer haltenden und containenden Beziehung. »Containend« meint hier, dass der Therapeut die Gefühle aufnimmt und sie schon allein dadurch verändert. Mein Traum war also nichts weniger als eine bildliche Darstellung meiner nie verinnerlichten affektiven Erfahrungen. Die grauenhaften Säbelzahntiger waren wohl die abgespaltenen, schrecklichen Affekte. Gerade, weil sie hinter Glaswänden waren und dort ein stummes Leben führten, waren sie besonders erschreckend für mich. Viele meiner furchterregenden Erlebnisse wurden in diesem Moment lebendig, und ich spürte, wie sie im Gespräch wieder in meine gesamte Persönlichkeit integriert wurden. Es ist schwer, über Traumata zu berichten, sie sind als sprachloses Entsetzen in den Körper eingeschrieben und präverbal. Darum glaubt van der Kolk, dass ein Reden über das Trauma nichts verändern könne. Ich gebe ihm teilweise Recht. Reden allein genügt nicht. Sehr oft wurden bedauernswerte Kinder damit gequält, über ein beschämendes Ereignis zu sprechen. Das Trauma aber muss erst wieder lebendige Bilder mit zugehörigen Emotionen bekommen, die in einer Beziehung in Szene gesetzt werden. Es muss in allen Details wiederbelebt werden. Für mich war dieser Traum ein Schlüssel zu meinen abgespaltenen Säbelzahntigern, sprich zu meinen archaischen Affekten, die mich in der Vergangenheit überfallen hatten, wann immer es ihnen passte. Darüber habe ich im Kapitel über meine Traumatisierungen berichtet.

Ich habe diesen Traum bereits in anderen Zusammenhängen veröffentlicht. Ein Ausbildungskandidat hat ihn von einer Künstlerin malen lassen und mir das Bild zum Abschied geschenkt. Ich war von seiner Geste zutiefst gerührt. Das Bild steht heute in meinem Praxiszimmer. Ich glaube mittlerweile, dass dieser Traum meine Heilung eingeleitet hat.

Ein anderes Vorgehen meines Therapeuten überraschte mich ebenfalls, weil ich es zum damaligen Zeitpunkt nicht kannte. Psychotherapeuten, welche die Lehre C. G. Jungs einbeziehen, nennen eine solche Vorgehensweise auch Amplifikation. Der persönliche Kontext eines Traumes – oder einer Fantasie – wird mit allgemeingültiger Bildersprache, etwa mit Märchen und Mythen, Symbolen und Archetypen verknüpft und erfährt so eine Erweiterung. Archetypen sind nach C. G. Jung Urbilder, die für die Menschheit typisch sind. Sie entstammen unserem ›kollektiven Unbewussten‹. Ich entdeckte mit dem Psychotherapeuten, dass es nicht nur eine individuelle Symbolik gibt, sondern auch eine kollektive, die während aller menschlichen Entwicklungen durchgängig existiert. Mein Therapeut hatte eine riesige Sammlung von Märchenbüchern und besaß umfassende Kenntnisse von

Märchen, die zu allen denkbaren Konflikten passten. So las ich nicht nur Grimms Märchen aufs Neue, mich faszinierten auch die buddhistischen Märchen, indische und chinesische Märchen. Ich war beeindruckt vom tibetanischen Totenbuch, von Indologie und Schamanismus. Unvergesslich bleibt mir auch Heinrich von Kleists Arbeit über das Marionettentheater. Mir wurde klar, dass unser Leben kein Zufall ist, dass es einmalig und tief verwurzelt ist in einer archetypischen Vergangenheit.

Ich will ein Beispiel für einen Archetypen bringen. Innerhalb von Mutter-Kind-Beziehungen besteht die Gefahr, dass eine Mutter ihr Kind sehr verwöhnt und festhält. Dieser negative Aspekt der Mutter wird in der Mythologie durch die Hexe dargestellt. Im Märchen von Hänsel und Gretel steht das Lebkuchenhaus für eine gute Mutter, die ihren Körper für die Ernährung der Kinder zur Verfügung stellt. Während jener frühen Zeit lebt das Kind gleichsam in Einheit mit der Mutter. Es ist noch kein psychisch selbstständiges Wesen. Wird ein Kind älter und verbleibt in diesem Zustand, gerät seine Entwicklung in Gefahr. Denn dann ist die Hexe symbolisch darauf aus, die Kinder zu fressen. Im Märchen zwingen die bösen Absichten der Hexe die Kinder, die Gefahren von Gier und Abhängigkeit zu erkennen. Sie werden aktiv und befreien sich von der Hexe, die sie sich einverleiben möchte. Märchen bieten allen Menschen Lösungen an, die helfen, ihre Entwicklungsmöglichkeiten zu verwirklichen.

Meine Therapie hat viele Jahre gedauert. Am Ende meinte der Therapeut, ich besäße eine besondere Eignung für psychoanalytisches Arbeiten. Ich erschrak darüber, und entgegnete, dann würde womöglich der Bock zum Gärtner werden. Mein Therapeut lachte und meinte, genau einem solchen

Gärtner säße ich gegenüber. Als Lehranalytikerin empfahl er mir eine Psychoanalytikerin, bei der er selbst viele Supervisionen durchgeführt, also sein therapeutisches Handwerk gelernt hatte. »Ihre blauen Bergsee-Augen sehen alles«, sagte er. Sie musste wohl etwas Besonderes sein, wenn ein Blinder sagt, er habe die Augen seiner Supervisorin gesehen. Wenig später begann ich mit der Lehranalyse bei dieser großartigen Psychoanalytikerin und setzte meine Selbsterforschung fort. Diese Erfahrungen möchte ich niemals missen: eine analytische Psychotherapie nach Jung'schen Aspekten bei einem Mann sowie eine psychoanalytische Therapie im Liegen bei einer Frau. Es ist nicht übertrieben, wenn ich behaupte, dass mein Leben durch diese beiden Menschen entscheidend verändert wurde. Genauer gesagt: Ich fand wieder ins Leben zurück.

Der Psychologe Richard Tedeschi von der North Carolina University (USA) hat festgestellt, dass Menschen durch ein Trauma auf der einen Seite verletzlich werden, auf der anderen Seite an ihren schlimmen Erfahrungen wachsen können. Er nennt dieses Phänomen auch ›posttraumatisches Wachstum‹ (Süddeutsche Zeitung Nr. 105, 2016, S. 33). In einigen Hauptbereichen wuchsen die Menschen besonders: im Bereich von persönlicher Stärke, sie konnten tiefere Beziehungen zu anderen Menschen entwickeln und neue Lebensperspektiven entdecken, und sie gewannen mehr Lebensfreude und Zugang zu Spiritualität. Ihr Selbstbild änderte sich, ihre Beziehungen und ihre Lebensphilosophie. Ich glaube, dass mir meine beiden Psychoanalysen dazu verholfen haben, aus meinen schweren Krisen Lebens-Chancen zu entwickeln.

Die Psychoanalytikerin Marianne Leuzinger-Bohleber geht

davon aus, dass ein biologisch angelegter Fluchtimpuls zu den typischen Reaktionen auf die Wahrnehmung von Trauma und Traumatisierten gehört. Den Impulsen wegzuschauen, zu verleugnen und die Augen vor dem Unerträglichen zu verschließen, muss immer wieder entgegengesteuert werden, will man sich traumatisierten Menschen zuwenden. Jene seelischen Anstrengungen haben meine Therapeuten in idealer Weise gemeistert. Die Neigung, bei der Behandlung von traumatisierten Menschen einfache und schnelle Wege und Lösungen zu suchen, ist groß. Aber: Eine sorgfältige psychoanalytische Behandlung ist die beste aller Traumatherapien!

Natürlich können nicht alle traumatisierten Flüchtlingskinder eine Einzel-Behandlung bekommen, dazu werden unsere psychotherapeutischen und finanziellen Kapazitäten nicht ausreichen. Es sollten viele Möglichkeiten zur Hilfe bedacht werden. In einem Kapitel zur therapeutischen Versorgung werde ich darauf eingehen.

Beziehungen und Ressourcen

Traumata werden von jedem Menschen in unterschiedlicher Weise verarbeitet. Menschen, die identische Traumata durchlebt haben, zeigen dennoch unterschiedliche Entwicklungen und Traumafolgestörungen. Einige entwickeln massive Symptome, andere nur leichte, und eine bestimmte Gruppe scheint vom Trauma so gut wie unberührt. Wir sprechen in diesem Zusammenhang auch von Resilienz, von einer seelischen Widerstandskraft. Resilient sind vor allem jene Menschen, die auf persönliche oder ihnen sozial vermittelte Ressourcen zurückgreifen können. Unter Ressourcen verstehe ich einen Bestand an seelischen Kompetenzen und Handlungsmöglichkeiten, die einer Person zur Verfügung stehen. Ich will im folgenden Abschnitt beschreiben, welche Personen und welche Lebensereignisse bei mir unterstützend wirkten, so dass ich trotz meiner Traumata mit einschneidenden Folgen ein Leben in Zufriedenheit führen konnte. Jene Ressourcen können allen traumatisierten Menschen hilfreich sein. Ich wünsche mir, sie könnten bei der pädagogischen Betreuung von Flüchtlingskindern Berücksichtigung finden.

Wenn ich am Ende meines Lebens auf meine Kindheit zurückschaue, so geht es mir wie dem Reiter auf dem Bodensee in dem Gedicht von Gustav Schwab. Der hat bekanntlich nichtsahnend und unabsichtlich den zugefrorenen und verschneiten Bodensee überquert. Als er mit Schrecken erkennt, was er überwunden hat, fällt er vom Pferd und stirbt. Dass ich seelisch überlebt habe und dass es mir gelungen ist, ein erfolgreiches privates und berufliches Leben zu führen, das verdanke ich vor allem einigen Menschen in meinem Leben. Sie haben mich gebunden, gehalten, vor dem Untergang bewahrt und ins Leben gerettet.

Die wichtigsten Menschen habe ich bereits erwähnt. Es sind meine Eltern, meine Großmutter, meine erste Grundschullehrerin Martha Schmittner, meine beiden Psychotherapeuten und vor allem meine Frau Gisela. Von allen habe ich so viele seelische Vorstellungen und Bilder verinnerlicht, dass ich nie mehr einsam und verlassen war.

Was ist sichere Bindung? Biologisch ist in jedem Kind angelegt, dass es sich eine Bindungsperson sucht, die es schützt und pflegt, bei der es sich geborgen fühlt und die es in die große, fremde Welt begleitet. Um diese Bindungsperson wird der Säugling mit seinen angeborenen Fähigkeiten, mit Schreien, mit Klammern, mit freundlichem und gewinnendem Lächeln werben. Meist ist die Mutter die erste Bindungsperson. Aber auch der Vater wird zu einer sicheren Bindungsperson werden, wenn er sich in ausreichender Weise emotional zur Verfügung stellt. Sicher gebundene Kinder sind prosozialer, weniger aggressiv und können Konflikte kreativ lösen. Vor allem haben diese Kinder ein besseres Einfühlungsvermögen. Nach Karl-Heinz Brisch ist sichere Bindung ein emotionales Band, das uns mit unseren Bindungspersonen über Raum und Zeit verbindet. Wir sehnen uns nach den an uns gebundenen geliebten Menschen. Eine Trennung kann jedes Mal einen großen Schmerz verursachen, den wir zu vermeiden suchen, wann immer es geht. Dies kann allerdings auch dazu führen, dass langfristig eine Verselbständigung vermieden wird.

Ich habe immer noch ein leises schlechtes Gewissen, wenn ich schreibe, dass der wichtigste Mensch in meinem Leben meine Großmutter war und nicht Mutter oder Vater. Doch meine ›Mutti‹, wie ich sie genannt habe, hat mich in meiner gesamten frühen Kindheit begleitet. Sie war seit meiner Geburt in unserer Familie. Zwei Jahre lang hat sie mich als meine ausschließliche Bindungs- und Beziehungsperson begleitet, sie war mein sicherer Hafen, und sie hat mir eine fundamentale Bildung vermittelt. Das Wichtigste war wohl, dass sie mich stets für das schönste und klügste Kind gehalten hat. Immer wieder hat sie mir versichert, ich werde es im Leben einmal weit bringen. In einer ganz selbstverständlichen und authentischen Weise hat sie mich idealisiert. Als ich später bei den Eltern im Flüchtlingslager lebte, hat sie jede sich bietende Gelegenheit genutzt, um mich zu besuchen. Jedes Mal hat sie mir ein Geschenk mitgebracht, das sie von ihrer winzigen Rente bezahlt hatte. Im Februar 1953, ich war 11 und sie 82 Jahre alt, hat sie mir das Buch »Das neue Universum« geschenkt, das ich mir so sehr gewünscht hatte. Es war ein ›Jahrbuch des Wissens und des Fortschritts‹ über alle Wissenschaften hinweg. Vorn hat sie eine Widmung hineingeschrieben, mit einer kalligrafisch gestochenen Handschrift: »Meinem lieben, heute noch kleinen Hansi zum Andenken an Deine Mutti (Oma), Ebelsbach, den 22. 2. 1953«. Ich habe das Buch über viele Umzüge hinweg gerettet und besitze es heute noch.

Meine Großmutter war bei den Naturfreunden, die sich aus der Arbeiterbewegung entwickelt hatten. Sie war gebildet, obwohl sie kaum Schulbildung erhalten hatte. Für mich war am wichtigsten: Sie hat mich uneigennützig geliebt, mir die Welt erklärt und versinnlicht und hat mir Selbstvertrauen vermittelt. Meine Intelligenz begriff ich seither immer als ein großes Kapital, das ich mir nicht nehmen lassen wollte. Wahrscheinlich habe ich meine kognitiven Funktionen temporär überbesetzt, um mit meinen Ängsten besser leben zu können. Meine Großmutter hat mich auf ihre persönliche Weise aufgewertet, ohne mich zu überhöhen, und sie hat mir am Beispiel ihrer eigenen Person aufgezeigt, wie wichtig es ist zu lernen, viel zu wissen und die Welt zu verstehen. 1958 ist meine Großmutter im Alter von 87 Jahren gestorben. Ich habe lange um sie getrauert. Unter ihren wenigen Habseligkeiten befand sich ein Fotoalbum. Sie hatte fünf Kinder und sieben Enkel, doch in dem Album waren ausschließlich Bilder von mir.

Eine stabile Paarbeziehung ist für eine lebenslange sichere Bindung von großer Bedeutung. Ich habe bereits an anderer Stelle betont, dass in unserer Gesellschaft große Probleme zu erwarten sind, wenn Frauen und Mütter nicht als völlig gleichberechtigt anerkannt und nicht ausreichend wertgeschätzt werden.

1966 habe ich Gisela kennengelernt. Es war die glücklichste und bedeutungsvollste Begegnung meines Lebens. Wir kennen uns nun seit fünfzig Jahren. Ich bin davon überzeugt, dass sich meine Traumata erst durch unsere beständige Beziehung während der psychotherapeutischen Behandlungen aufgelöst haben. Eine harmonische Paarbeziehung kann ebenso hilfreich wirken wie eine erfolgreiche Psychotherapie.

Als ich Gisela kennenlernte, war ich noch in psychotherapeutischer Behandlung und habe es ihr wenig später ›gebeichtet‹. Eine Psychotherapie galt damals als Makel. Psychisch krank zu sein, bedeutete persönliche und charakterliche Schwäche, besonders für einen Lehrer. Ich fürchtete, sie würde mich nicht mehr gernhaben, wenn sie davon hören würde. Doch sie konnte sich spontan in meine Lebenssituation hineinversetzen und wollte alles über meine Leiden wissen – hier zeigten sich erstmalig ihre Großherzigkeit und ihr Mitfühlen. Sie war die erste außerhalb meiner Familie, die von meiner Psychotherapie erfahren hat, was unglaublich wohltuend war. Fortan konnte ich auch im Alltag Schwächen zeigen und alles mit einer Partnerin besprechen. Höre ich heute ihre Stimme, so sehe ich immer noch das wunderbare dreiundzwanzigjährige Mädchen vor mir, in das ich mich dauerhaft verliebt habe. In Abwandlung eines Gedichtes des ägyptischen Dichters Farouk Goweedah stelle ich fest: Heimat ist dort, wo Liebe ist. Dort habe ich aufgehört, Flüchtling zu sein.

Ohne Zweifel können außerordentlich leidenschaftliche Liebesbeziehungen entstehen, wenn die Partner sehr unterschiedlich sind. Soll jedoch der Zündfunke ›Verliebtheit‹ in eine dauerhafte tiefe Liebe übergehen, so geht es nicht ohne Gemeinsamkeiten. Im Rausch der Verliebtheit weiß niemand in aller Konsequenz, was es heißt, ein ganzes langes Leben miteinander zu verbringen. Die Partnerwahl ist neben der Berufswahl die wichtigste Entscheidung, die Frau oder Mann treffen können. Ich sehe glücklich und zufrieden auf mein Leben zurück, weil mir beides gut gelungen ist.

Spiele und Symbole

Es ist keine Frage, dass Traumata Fantasie und Kreativität zerstören. Das haben mir die Erwachsenen im Flüchtlingslager überdeutlich mit ihrer Antriebslosigkeit, mit ihren Süchten und ihrem trivialen Alltagsleben gezeigt. Das verdeutlichen uns aber auch Flüchtlingskinder, wenn sie, wie beschrieben, mit den angebotenen Malmaterialien nichts anfangen können, sich nur kurz damit beschäftigen und bald aufgeben.

Mich hat meine Großmutter in eine grundständige Bildung, in Denken und Fantasieren eingeführt, und sie hat das ganz unbewusst wie von selbst getan. Es gab damals kaum Spielzeug. Selbst einfache Dinge musste ich mir erfinden. So trug ich alle Küchengeräte, die es immerhin in geringer Zahl gab, zusammen und erweckte sie mit meiner Fantasie zu Gegenständen und Menschen. Auch im Flüchtlingslager hatten wir fast keine Spielsachen, lediglich ein paar Bälle und Reifen. Trotzdem spielten wir unaufhörlich. Wir machten vor allem Ball- und Rollenspiele und bewegten uns in unterschiedlichen Gruppen. Viele lasen, was es an Büchern gab, Kinder- und Jugendbücher, aber auch alles andere, was zur Verfügung stand. Beliebt waren Wildwestgeschichten wie Billy Jenkins, Tom Prox und Pete. Auch von Sven Hedins Abenteuern war ich begeistert und habe sogar eine Sammlung von Schillers Dramen gelesen, die mich damals aber ziemlich gelangweilt haben.

Das Spielen eines Kindes steht im Zentrum einer gesunden seelischen Entwicklung und sollte darum auch im Mittelpunkt aller pädagogischen Bemühungen um die heutigen Flüchtlingskinder stehen. Wie die Bindung ist auch das Spielen ein biologisch verankertes Grundbedürfnis jedes Menschen. Mit dem Spielen folgt das Kind dem Bedürfnis, sich über Erkunden und Lernen mit der belebten und unbelebten Welt vertraut zu machen. Es versucht sie zu begreifen, auf sie einzuwirken, und es erschafft sich eine innere Vorstellungswelt mit Fantasien und Symbolen. Spielen ist eine kreative Leistung. Das Spielen des Säuglings und erste Symbolbildungen beginnen an seinem eigenen Körper und an dem der Mutter. Beide sind für den Säugling neu und geheimnisvoll, verlocken ihn zu ersten Untersuchungen und vielerlei Fantasien.

Sigmund Freud hatte einst beobachtet, wie sein Enkelkind Ernst eine Garnrolle über sein Bettchen warf, bis sie verschwand, was er mit bedauerndem »o-o-o« begleitete, sie wieder zurückholte und ihr Erscheinen mit einem freudigen »da« wieder begrüßte: Das kleine Ernstle, wie Freud ihn genannt hat, hatte Verschwinden und Wiederkehr der Mutter, also ein traumatisches Trennungserlebnis, im Spiel dargestellt, indem es den Vorgang aktiv wiederholte. Gemäß Freud wiederholen Kinder im Spiel alles, was sie im Leben außerordentlich beeindruckt hat. Nach seiner Auffassung reagieren sie damit die Folgen jener Eindrücke ab und machen sich gleichzeitig zu Herren der Situation. Wenn es also einem Kind gelingt, sich die Rückkehr der Mutter vorzustellen, wenn es hilfreiche Fantasien entwickelt, kann es Trennungen von der Mutter besser ertragen. Erst Fantasien und Symbolisierungsfähigkeit geben einem Kind die Möglichkeit, Trennungen samt den dazugehörenden Unlustgefühlen auszuhalten. Pädagogen und Psychotherapeuten wissen, dass ein deutlicher Zusammenhang zwischen Symbolisierungsfähigkeit und kreativem Spielen besteht.

Der Kinderpsychoanalytiker Winnicott hat die wichtigen Theorien vom Übergangsobjekt und vom Spielen entwickelt. Wir stellen uns vor, dass ein Kind während der ersten Lebenswochen und -monate noch ganz eins ist mit der Mutter. Danach übt es in der Fantasie die Trennung. Es erfährt eine Mutter, die ganz und gar ihm gehört, aber es macht auch die Erfahrung von sich selbst als ihr Besitzer und Beherrscher. Das wird an äußeren Objekten, den so genannten Übergangsobjekten, demonstriert. Darunter verstehen wir jene verschmutzten Tücher und Stofffiguren, die vom Kind bei Trennungen, beim Einschlafen und zu allen seelischen Notzeiten gebraucht werden, gelegentlich noch im Erwachsenenalter. Wacht eine zwanghafte, sauberkeitsbesessene Mutter über ihr Kind, wird sie das Übergangsobjekt vielleicht immer wieder waschen und damit zerstören. Doch das Übergangsobjekt sollte nicht verändert werden, nur auf jene Weise, wenn das Kind es in seiner Fantasie umwandelt.

Bei meinem eigenen Spielen in der Kindheit habe ich Küchengeräte in der Fantasie belebt. Das geschah aus Mangel an anderen Spielobjekten. Es waren meine ganz eigenen Übergangsobjekte, aus der Not geboren. Ich musste sie nehmen, weil ich keine anderen Spielsachen hatte, wahrscheinlich wären mir ein Teddy oder ein Löwe lieber gewesen. Aber gerade der Mangel kann die Fantasie anregen. Der Überfluss kann sie zum Verstummen bringen, so wie ununterbrochenes Spielen am Computer.

Was kann für die heutigen Flüchtlingskinder gelten? Sie sollten nicht mit Spielsachen überhäuft werden. Spielsachen sollten immer den jeweiligen Entwicklungsphasen angepasst sein, darüber weiß die Entwicklungspsychologie viel. Es sollten immer Spiele sein, die den kreativen Zugang zur Realität verbessern. Elektronische Geräte und Computerspiele sind für den Geist überaus bequem. Sie sind Lustprinzip pur, weil das Kind allen Anstrengungen aus dem Weg gehen und jede dialogische Herausforderung meiden kann.

Rituale

Über Jahrzehnte hinweg sind meine Frau und ich am Sonntag früh aufgestanden und haben ein festliches Frühstück angerichtet. Dazu suche ich bis heute die Musik aus. Entweder ist es eine zum Kirchenjahr passende Kantate oder eine Messe von Haydn, Mozart, Hummel oder Schubert. Auf diese vergnügliche Stunde freuen wir uns.

Als einer unserer Söhne etwa fünf Jahre alt war, wollte er von seiner Mutter jeden Abend einen Kuss auf die Backe. Er erzählte später, dass er darum so gut einschlafen konnte, weil er diesen Kuss noch beim Einschlafen spürte. Er konnte loslassen und sich von der Mama angstfrei trennen, weil er sie während seines Versinkens in den Schlaf fühlte und in der Fantasie bei sich hatte.

Acht Jahre war ich therapeutischer Leiter eines Psychotherapeutischen Kinderheims. Für viele Kinder – nur wenige von ihnen hatten stabile Beziehungen erlebt und waren sicher gebunden – war es neu, dass ihnen vor dem Einschlafen vorgesungen, Geschichten erzählt und die Kleinen geschaukelt wurden. Sie begannen diese Rituale über alles zu lieben – jeder Abend sollte den gleichen Ablauf haben, immer die gleichen Lieder, immer dasselbe Märchen.

Als zwei unserer Enkel, geschätzt zum zehnten Mal, den Film vom Räuber Hotzenplotz angesehen hatten, sagten sie empört: »Oma, du hast vergessen, uns Salamibrote zu bringen, die essen wir doch immer dabei!«

Es ist unschwer festzustellen, dass Rituale Ängste mindern helfen, denn sie geben Halt und Sicherheit. Wir konstituieren uns ganz offenkundig über das Erlernen von Handlungen und Denken in Wiederholungen. Auf der anderen Seite ist es auch möglich, dass unsere Seele Zwangsrituale bildet. Überfluten uns Ängste, die wir nicht mehr eingrenzen können, entsteht zwanghaftes Denken oder Handeln. Betrachten wir solche Zwänge näher, so sind es meist magische Rituale, Tic-artige Bewegungen, Zählen, Wiederholungen von Handlungen aller Art. Diese Rituale haben sich jedoch verselbständigt und können uns genauso quälen wie die Ängste, die sie zu beherrschen suchen.

Ein Beispiel: Ein kleiner Junge hat Angst vor seinen Aggressionen, was nicht selten ist. Er sucht sich von den aggressiven Fantasien zu befreien, indem er die eigenen Fantasien auf einen Gegenstand »verschiebt«. Wenn er von zu Hause weggeht, fürchtet er von jetzt an, der Gasherd könne explodieren. Damit hat sich ein Zwang gebildet, doch dieser ist schlimmer als eine aggressive Fantasie. Um den Zwang zu verlieren, muss der kleine Junge begreifen, dass Aggressionen im Leben auch gut und nützlich sein können.

Ich bin bei meiner Großmutter in einer Welt voller Rituale aufgewachsen. Morgens frühstückten wir gemeinsam, danach war meine Großmutter mit Aufräumarbeiten befasst. Während dieser Zeit des Alleinseins suchte ich zusammen, was es in der Wohnung zu spielen gab. Alles wurde in der Fantasie verwandelt. Danach kochte die Großmutter unsere bescheidene Mahlzeit. Ich durfte dabei mithelfen, so gut das eben ein Junge in meinem Alter konnte. Sie ließ mich bei allem gewähren und hat meine Spiele und meine kindlichen Hilfen mit ihrem gütigen Wohlwollen begleitet. Nachmittags gingen wir in den Wald, und sie führte mich in die vielfältige Pflanzen- und Tierwelt ein. Es gab in meiner Kindheit natürlich noch keine Fernseher, Computer, Smartphones und andere »Bildmaschinen«. Sie sind sicherlich ein großer geistiger Gewinn für die Menschheit. Sie können aber, bei ›exzessivem Gebrauch‹, entscheidend verhindern, dass es zu ›dialogischen Spielen‹ kommt. Damit erschweren sie, dass Fantasien entstehen. Mit gewisser Sorge sehe ich daher den übermäßigen Gebrauch von iPhones, Laptops und Computern bei den heutigen Flüchtlingen und ihren Kindern.

Arbeit mit Ritualen kann in den erregten Zeiten, in denen wir leben, dem ständigen Trommelfeuer der Medien entgegenwirken. Rituale waren ursprünglich festgelegte Ordnungen für gottesdienstliche Veranstaltungen. Später wurde jedes Vorgehen nach festgelegten Routineabläufen so benannt.

Es sind also Wiederholungsstrukturen, die haltend und gleichzeitig grenzsetzend wirken. Auf ihre Bedeutung bei der Entstehung von Symbolen und der Fantasie hat der Philosoph Christoph Türke in seinem Buch ›Hyperaktiv‹ eindrücklich hingewiesen. Er plädiert dafür, dass in der Schule eine Art Ritualkunde eingeführt werden sollte, einhergehend mit einer Wiederbelebung von Märchen, Volksliedern, Reimen und Spielen.

Mir wurden in der Kindheit viele Märchen erzählt, und ich habe später mit Begeisterung alle Märchenbände gelesen, die ich bekommen konnte. In Märchen spiegeln sich Urerfahrungen des Menschseins in vielen facettenreichen Bildern. Es sind jedoch nicht nur spannende Geschichten, es werden auch Lösungen angeboten, die Hoffnung und Zuversicht wecken. Natürlich sind von den Märchen des arabischen Kulturkreises jene aus Tausendundeiner Nacht am populärsten. Doch daneben existiert eine große Vielfalt: Türkische, irakische, persische und arabische Märchen, die in der Schule besprochen und gelesen werden könnten. Schwänke, Fabeln, historische Märchen, wie etwa aus der Geschichte des Irak, handeln von grauer Vorzeit, über das römische Reich bis in neuere Zeiten. Es gibt Märchen über flüchtende Menschen, bei den türkischen Märchen viele faszinierende über Tiere. Der Psychoanalytiker Bruno Bettelheim hat verdeutlicht, dass Märchen einem Kind die Möglichkeit verschaffen können, die inneren Konflikte, die es in den verschiedenen Phasen seiner seelischen und geistigen Entwicklung erlebt, gefühlsmäßig zu erfassen, in der Fantasie auszuleben und zu lösen. Märchen schaffen Sicherheit!

Flüchtlingskinder brauchen feinfühlige und ›fühlbare‹ Lehrerinnen und Lehrer

Meine ehemalige Grundschule war die kleine, schmuddelige Baracke eines Flüchtlingslagers. Wir schrieben mit Griffeln auf Schiefertafeln und hatten wenig andere Materialien. Dasselbe galt für den Unterricht. Es gab keine anderen Medien als eine Wandtafel, auf die mit Kreide geschrieben wurde. Es wurde ausschließlich frontal unterrichtet, es gab keine Lerngruppen, keine Freiarbeit, keine Coaching-Teams und ähnliche Bestandteile der jetzigen Bildungskultur. Nach heutigen pädagogischen Idealen hätten aus dieser armseligen Schule nur Ahnungslose und Ungebildete in die Welt entlassen werden können. Wir hatten auch nur eine einzige Lehrerin. Doch sie war eine bemerkenswerte Frau. Sie hat uns geliebt und wir sie, aber sie hat uns als Klassengruppe auch gefordert. Ich habe sie nie vergessen, denn sie hat mich in die Welt des Geistes, des Denkens, Lesens und Schreibens eingeführt. Ich kann die Äußerungen des Philosophen Christoph Türcke in seinem Buch »Lehrerdämmerung« darum nur unterstreichen: Von einem guten Lehrer lernt ein Kind, sich in Sachverhalte so zu vertiefen, dass sie ihm zu »eigen, lieb und wert werden«.

Ich will im Folgenden verdeutlichen, warum ich mir genau das für die Flüchtlingskinder heute wünsche. Sie sollten Lehrerpersönlichkeiten erleben, die sie nie mehr vergessen werden. Alles andere, die didaktische Aufarbeitung des Stoffes, die Unterrichtsgestaltung, ist zweitrangig.

Kinder lernen anfänglich spielerisch von ihren Eltern. Sie lernen gerne, denn sie wollen ihren Eltern gefallen und von ihnen geliebt werden. Doch auf Dauer sind Eltern nicht als

Lehrer geeignet. Sie sind mit ihren Kindern zu stark emotional verbunden und halten darum Spannungen schlecht aus, sie sind oft ungeduldig und unbeherrscht. Selbst große Künstler unterrichten so gut wie nie die eigenen Kinder. Erst der Kindergarten und die Schule schaffen eine notwendige Distanz. Erzieherinnen und Lehrer leisten jetzt für eine bestimmte Tageszeit professionell, was Eltern bislang sporadisch und dilettantisch taten: Im Anfangsunterricht werden Sachverhalte erklärt und über gemeinsames Wiederholen befestigt. Ganz entscheidend ist, dass Grundschulkinder die Liebe zu ihren Eltern auf ihre Lehrerinnen und Lehrer übertragen. Entwickelt sich alles ideal, werden diese zu Elternsubstituten. Damit stehen sie auch als Identifikationsfiguren zur Verfügung, im Guten wie im Schlechten. Unter einer Identifikation verstehe ich die Aneignung von äußeren, vorrangig von inneren Eigenschaften von Beziehungspersonen, an die ich mich anlehne. Menschliches Lehren und Lernen zeigt sich also als ein mehrschichtiger Übertragungsvorgang: Zunächst wird auf Sachverhalte übertragen, dann auf andere Nahestehende. Das glückt umso besser, je eindrucksvoller und glaubwürdiger solche Personen sind. Der Lehrer ist, jetzt spreche ich als Psychoanalytiker, ein Objekt von positiven und negativen Übertragungen. Wechselseitige Übertragung ist also der Mutterboden allen Lernens.

Was ist also hilfreich in der Schule? Der australische Bildungsforscher John Hattie hat den gesamten englischsprachigen Wissensstand zum Lernerfolg in Schulen exzerpiert und gebündelt. Dabei hat er 138 Faktoren herausgefiltert und sie entsprechend ihres positiven Einflusses in eine Rangordnung gebracht. Die Nummer eins war keine Überraschung. Aus Untersuchungen von Wirkungsmechanismen in der

Psychotherapie war bekannt, dass nicht die unterschiedlichen theoretischen Grundlagen oder Behandlungstechniken zum entscheidenden Erfolg einer Therapie beitragen. Die zentralen Wirkfaktoren beruhen vielmehr auf den Persönlichkeitsmerkmalen eines Therapeuten. Hattie hat herausgefunden, dass nicht Klassengrößen, Schulgebäude und andere äußere Faktoren darüber entscheiden, ob Schüler etwas lernen. Entscheidend ist nach seinen empirischen Ergebnissen die Lehrerpersönlichkeit; das wichtigste Kriterium sei, ob ein Lehrer seine Schüler im Raum erreichen wird und ob sie eine Beziehung zu ihm aufbauen. Johannes Künzel hat hierüber in der Zeitschrift »Psychologie heute« berichtet.

Kenntnisse zu erlangen über die ethnischen Eigenheiten, die Religionen und die Kultur bis hin zu den Märchen der Flüchtlingskinder wird eine wesentliche und zusätzliche Aufgabe für Lehrer werden. Außerdem sollten Lehrgänge für Traumapädagogik angeboten werden, jeder Lehrer sollte Grundkenntnisse über Traumata besitzen. Diese Kenntnisse werden Lehrer in jeder Hinsicht bereichern. Ich wünsche mir vor allem Lehrer, die erkennen, dass sie im Leben der Flüchtlingskinder – neben den Familienangehörigen – die wichtigsten Personen sind. Ihnen sollte klar sein, dass ihr Bild von allen Schülern verinnerlicht wird und in ihrer Erinnerung und in ihrer Seele weiterleben wird. Sie sollten bedenken, dass ein engagierter, einfühlsamer Lehrer nie vergessen wird – ebenso wenig wie ein frustrierter, desinteressierter und womöglich sadistischer Pauker. Lernerfolge von Kindern sind zu allererst ihrer Persönlichkeit zuzuschreiben, nicht irgendwelchen Methoden, und sie sind für alle Schüler da – für die Begabten, aber ganz besonders für die Schwachen.

VÄTER, MÄNNER, JUNGEN

Ich habe meinen Vater erst im Alter von sechs Jahren kennengelernt. Vorher war er in meinen bewussten Vorstellungen nicht vorhanden. Fast allen Kindern im Flüchtlingslager war es ähnlich ergangen. Für die heimkehrenden Ehemänner und Väter war es schwierig, wieder einen Platz in der Familie zu finden. Viele Frauen und Mütter hatten ihr Familienleben mittlerweile so gestaltet, dass sie keinen Ehemann und Vater mehr brauchten. Manche Männer, die im Krieg führende Stellungen eingenommen hatten, glaubten nahtlos wieder eine Rolle als ›Familienoberhaupt‹ einnehmen zu können. Das führte zu erheblichen Auseinandersetzungen mit den Ehefrauen und ihren bereits jugendlichen Kindern. Denn diese wollten sich von einem Mann, der ihnen kaum bekannt war, oft nichts sagen lassen. Andere Väter waren schwach, nicht zuletzt wegen ihrer Traumatisierungen und wurden von der Restfamilie missachtet. Ein Mann aus dem Böhmerwald lebte in ständiger Angst vor Kritik und Angriffen seiner Frau. Immerzu brabbelte er vor sich hin: »Mein Weib wird schimpfen!« Ich erinnere mich sogar, dass einige Männer von ihren Frauen geschlagen wurden.

Im Laufe der Zeit, bis etwa 1952 kehrten die meisten Väter zurück. Dabei kam es auch zu tragischen Begebenheiten. Manche Männer fanden keinen Platz mehr in der Familie, weil die Ehefrau inzwischen eine Beziehung zu einem anderen Mann aufgenommen hatte. Einige der Frauen hatten während der Abwesenheit des Ehemannes ein Kind von einem anderen Mann bekommen. Von einer Frau im Flüchtlingslager wussten wir, dass ihr Kind Ergebnis einer Vergewaltigung war. Es trug leicht asiatische Züge. Bei einem Klassenkameraden lebte der Vater nicht in der Familie. Ich wunderte mich, dass es in ihrem Wohnbereich keine Bilder von ihm gab. Schließlich vertraute mir der Junge an, sein Vater würde bei einer anderen Frau leben, darum sei er nicht mehr zurückgekehrt. Für seine Mutter war die Schande zu groß, als Verlassene dazustehen, so hatte sie lieber den Status einer Kriegerwitwe gewählt.

Einige Kriegs- und Flüchtlingskinder sind ganz ohne Vater aufgewachsen. Wir wissen mittlerweile, dass das Alleinerziehen der Mutter und Vaterlosigkeit erhebliche Risikofaktoren darstellen können. Wenn die Unterstützung durch den Vater fehlt, sind Mütter oft überbeansprucht. Die außergewöhnlichen Belastungen während des Krieges, während Flucht und Vertreibung, brachten so gut wie alle Mütter an ihre seelischen Grenzen. Ein real und seelisch abwesender Vater wirkt sich negativ auf die Entwicklung von Kindern aus. Dies konnte in Deutschland retrospektiv bei den Kriegskindern der Jahrgänge 1939–45 untersucht und festgestellt werden. Die vaterlosen Kriegskinder berichteten später gehäuft von depressiven Beschwerden, sozialen Ängsten und chronischem Misstrauen. In den Wohnungen der meisten Familien der Kriegskinder hingen Bilder der abwesenden, teils gefallenen Väter an der Wand, oder es standen Erinnerungsfotos auf den Kommoden. Dadurch waren die Väter teilweise präsent, die Paarbeziehung der Eltern wurde für die Kinder spürbar. Teils wurden die Väter von Müttern, Töchtern und Söhnen sogar idealisiert und waren in ihren Herzen verankert.

Es ist ganz entscheidend, in welchem Alter der Kinder und unter welchen Umständen Väter die Familie verlassen haben. Wichtig ist vor allem, welche Vorstellungen von ihnen in der Restfamilie überleben konnten. Darum ist die Situation eine andere, wenn Eltern sich im Hass getrennt haben und keine Verbindung mehr zwischen ihnen besteht. Ein Junge, der vaterlos aufwächst, erlebt vor allem keine liebevolle Paarbeziehung seiner Eltern, die er verinnerlichen kann. Das ist die Voraussetzung dessen, was in der Psychoanalyse Triangulierung genannt wird, nämlich der Bezug zu etwas Drittem – die Fähigkeit, eine gleichzeitige Beziehung zu zwei Menschen zu haben. Das heißt, dass erst die Qualität der elterlichen Beziehung eine Atmosphäre entstehen lässt, in der ein Junge an der Seite seines Vaters und im Spiegel der Mutter männliche und weibliche Anteile in sein Selbstkonzept integrieren kann. Mutter und Vater, männliche und weibliche Bezugspersonen, mitsamt ihrer Beziehung zueinander, müssen verfügbar und zugewandt sein, somit körperlich und psychisch erlebbar. Dann wird sich der psychosoziale Erfahrungsraum eines Jungen facettenreich entwickeln.

Ein Zitat aus dem 19. Jahrhundert macht den Kern der Triangulierung deutlich: »Das Wichtigste, das ein Vater für seine Kinder tun kann, ist, ihre Mutter zu lieben.« Auf diese Weise lernen Jungen, Weibliches in sich selbst anzuerkennen und in Beziehungen zu achten und zu lieben.

Welche Probleme können auf uns zukommen?

In meinen Erinnerungen an das Flüchtlingslager habe ich bei den zurückgekehrten Vätern unterschiedliche Gruppen von traumatisierten Männern und Vätern beschrieben. Eine Gruppe hatte sich aus der Welt zurückgezogen und erschien dissoziiert. Unmäßiges Rauchen und Alkoholmissbrauch waren Versuche, ihre inneren Spannungen aushalten zu können.

Doch Traumata können auch die Fähigkeit zur Selbstbeherrschung schädigen, so dass Probleme bei der Regelung von Wut, Angst und sexuellen Impulsen entstehen können. So wie es in den Nachkriegszeiten eine große Zahl unbeherrschter und gewalttätiger Männer gab, haben wir mittlerweile in erschreckender Weise zur Kenntnis nehmen müssen, dass es auch heute so ist.

Aus unseren damaligen Beobachtungen hätten wir lernen können. Die Gesellschaft war jedoch viel zu wenig auf Probleme mit den ankommenden Flüchtlingen vorbereitet. Erste Hilfen sind selbstredend notwendig, aber manchmal genügt liebevolles Entgegenkommen allein nicht. Der überwiegende Teil der heutigen Flüchtlinge ist männlich und lebt allein. Die Ereignisse der Silvesternacht mit sexuellen Übergriffen, Diebstählen und dissozialem Verhalten wirkten ernüchternd. Leider fand gleichzeitig eine Polarisierung statt. Der hilfesuchende Flüchtling verschwand aus dem Blickfeld, Ängste vor einem aggressiven und sexualisierten muslimischem Mann wurden generalisiert und standen von jetzt an im Vordergrund.

In der Süddeutschen Zeitung vom 21. 3. 2016 wurde berichtet, dass in den Gefängnissen von Nordrhein-Westfalen mittlerweile viele Jugendliche und junge Erwachsene aus Nordafrika inhaftiert sind. Seit der Silvesternacht haben Richter wesentlich häufiger Untersuchungshaft angeordnet. Es hat sich gezeigt, dass diese jungen Männer in der Haft besonders stark leiden. Die meisten haben Kommunikationsprobleme und beherrschen nur die arabische Sprache. Viele haben schon lange auf der Straße gelebt und waren drogenabhängig. Sie haben keine Familie, die zu ihnen Verbindung hält oder sie gar unterstützt. Vielerlei Verhaltensprobleme zeigen sich jetzt, beispielsweise Wut im Wechsel mit Selbstverletzungen. Aber nicht nur ihr Sozialgefüge, vor allem ist ihre Seele zusammengebrochen. Die Schwierigkeiten mit diesen problematischen Männern lassen sich nicht bewältigen, indem man sie wegsperrt. Damit nimmt man ihnen die Möglichkeit, ihre Spannungen auszuagieren. Darum zeigen sich jetzt depressive Störungen, die dissozialen Störungen immer zugrunde liegen.

Wir benötigen grundlegende Kenntnisse über den Jungen und den Mann. Und wir müssen wissen, wie mit dissozialen Entwicklungen umgegangen werden muss. Vor allem sollten wir über die Besonderheiten von muslimischer Erziehung samt ihren Folgen informiert sein. Vielfältige Prävention ist notwendig, um größeren Schaden bei jenen Männern, aber auch in der Gesellschaft zu verhindern. Ich gehe davon aus, dass diese Männer vor allem sozialpädagogisch und therapeutisch begleitet werden müssen. Langfristig werden nur sichere Bindung, Bildung und Arbeit weiterhelfen.

Die zentrale Problematik besteht jedoch darin, dass mit den islamischen Männern Repräsentanzen einer autoritär-patriarchalischen Gesellschaft zurückgekehrt sind, die im europäischen Raum weitgehend überwunden war. Das Bild von Männlichkeit und die Stellung von Frauen in Familie und Gesellschaft sind bei den meisten der Angekommenen andere. Die iranische Psychoanalytikerin Marokh Charlier beschreibt den Unterschied zur westlichen Gesellschaft: »Das Ideal des Westens liegt in der Vorstellung eines stetigen Wandels und Progression. Die gläubigen Moslems hingegen sehen ihr Ideal in der Vergangenheit, nämlich in der Offenbarung Mohammeds«. Eine Integration wird nirgends leicht werden, ob in der Schule, in der Gesellschaft oder in der Arbeitswelt.

Die Entwicklung des Jungen

Platon hat in seinem Buch Nomoi im Jahr 348/347 v. Chr. über Jungen geschrieben: »Der Knabe ist aber unter allen Geschöpfen das am schwierigsten zu behandelnde; denn je mehr er eine Quelle des Nachdenkens besitzt, die noch nicht die rechte Richtung erhielt, wird er hinterhältig und verschlagen und das übermütigste der Geschöpfe. Darum gilt es, durch mannigfache Zügel ihn zu bändigen«.

Daran hat sich seither nichts geändert. Jungen können schwierig werden, werden sie nicht angemessen erzogen und begrenzt. Eine solche Einschränkung sollte allerdings auf keinen Fall mit den von Platon geforderten drakonischen Maßnahmen geschehen, wie es bei uns bis in die 1960er Jahre üblich war. Jungen brauchen liebevolle und grenzsetzende Väter, mit denen sie sich identifizieren können. Wie aus einem Jungen ein Mann wird, kann er nur von Männern lernen, niemals von Frauen, schreibt der Coach Bjørn Thorsten Leimbach.

Jungen sind aggressiver und kämpferischer als Mädchen. Sie rivalisieren, gehen höhere Risiken ein und tragen ihre Konflikte in die Außenwelten; Gefühle, Motivationen, Handeln werden ständig nach draußen verlagert. Fachlich wird ein solches Geschehen auch Externalisieren genannt. Bei entsprechend störenden Konflikten werden sich soziale Störungen entwickeln.

Diese typischen »jungenhaften Tendenzen« haben verschiedene Ursachen. Es sind zum einen Ergebnisse der Biologie. Jungen sind schon darum anders, weil sie bis zu fünfzehnmal mehr Testosteron haben als Mädchen. Das Hormon formt bereits im Mutterleib ihr Gehirn und ihr Denken. Zwischen Jungen und Mutter kann eine schwierige und ambivalente Beziehung entstehen, denn sie sind vom ersten Tag an anders als Mädchen. Sie bewegen sich heftiger, und sie befassen sich mit unbelebten Dingen, schauen der Mutter seltener ins Gesicht. Mit ihrem – überwiegend unbewusstem – für Mütter aber befremdlichem Verhalten, so ist zu vermuten, lösen Jungen von Anfang an andere Fantasien bei ihren Müttern aus als die Mädchen. Hier setzt sich die mütterliche Ambivalenz fort: Jungen können ihren Müttern wegen ihrer Andersartigkeit zwar attraktiv und faszinierend, jedoch auch fremd und bedrohlich erscheinen. Das Mädchen hingegen ist der Mutter vertraut. Wie deutlich sich das kundtut, hängt von den lebensgeschichtlichen Erfahrungen einer Mutter ab. Es ist von Wichtigkeit, wie sie ihren Vater und seine Männlichkeit erlebt hat. Hat er die Tochter nur wenig aufgewertet, war er wenig spürbar oder war er übergriffig? Dies hätte Folgen für die gesamte Persönlichkeitsentwicklung der Mutter und für ihre Identität als Frau. Dieser Prozess setzt bereits ein, wenn die Mutter um das Geschlecht ihres Kindes weiß und sich erste Fantasien ranken. Der Säugling wird von Geburt an – je nach Geschlecht – unbewusst Willkommen sein oder Ablehnung spüren. Er wird dies im Gesicht der Mutter und an ihrem Verhalten spüren.

Das Kriminologische Institut Niedersachsen hat Befragungen von über tausend Müttern über ihre Beziehung zu Töchtern und Söhnen durchgeführt. Die Unterschiede waren außergewöhnlich. Beispielsweise fühlten sich die Mütter der Jungen signifikant häufiger am Ende ihrer Kräfte als die Mütter der Mädchen, bei Müttern der unteren Schichten war das noch nachdrücklicher. Töchter wurden als fröhlicher empfunden als Jungen und bereiteten der Mutter mehr Freude. Mit Heranwachsen des Kindes verstärkten sich diese Unterschiede noch. Im Alter von dreißig Monaten wurden die Mädchen von ihren Müttern unter anderem als fröhlicher, gesprächiger, empathischer und gesünder als die Jungen eingeschätzt. Vor allem wurden die Jungen in ihrem Verhalten weniger beaufsichtigt und kontrolliert als die Mädchen. Sie übten später mehr Gewalt aus und erzielten schlechtere Schulleistungen. Diese empirischen Untersuchungen bestätigen meine eigenen klinischen Beobachtungen.

Im Lauf der Entwicklung wird der Vater – oder ein anderer Mann – als Dritter erkennbar. Der Junge lernt mit der Zeit, dass sich die Mutter im Spiel eher anpasst, der Vater jedoch Anpassung einfordert. Frauen sind nachgiebiger, Männer fordernder. Durch seine Anwesenheit in der Familie beeinflusst der Vater durch sein Vorbild die Fähigkeit des Jungen, seine Affekte zu organisieren und zu modulieren. Jungen mit einem zugewandten, seelisch präsenten Vater zeigen darum bessere Fähigkeiten beim Umgang mit ihren Triebimpulsen und Gefühlen als Kinder ohne Vater. Für die Entwicklung seiner männlichen Identität braucht der Junge unbedingt Männer, in der Familie wie in den Institutionen. Über die Entwicklung des Jungen habe ich ausführlich in meinem Buch »Die Psychoanalyse des Jungen« berichtet.

Schlagende Väter, Männer, die ihre Frauen und Kinder misshandeln, sind für eine Familie letztendlich schlechter als gar kein Vater. Das Gefährliche ist, dass die Gewalt von Generation zu Generation weitergegeben wird. Viele Eltern gehen sogar heute noch davon aus, dass es eine Erziehung ohne körperliche Züchtigung nicht geben kann. Ein gefährlicher Satz lautet, »aber ein Klaps hat noch niemandem geschadet«. Oder es heißt: »Ich habe meinen Sohn genauso geliebt wie meine Tochter!« Schlagen ist immer eine Grenzüberschreitung, es existiert nicht ›ein bisschen‹ schlagen oder viel schlagen, es gibt kein gutes und kein schlechtes Schlagen. Kinder werden ansonsten unterwürfig und ›verschlagen‹ und geben die Gewalt weiter, sobald sie die Macht besitzen.

Ich vermute, dass unter den Eltern der Flüchtlingskinder eine solche Überzeugung weit verbreitet ist, weil es seit Generationen keine anderen Ansichten gegeben hat. Die Flüchtlingseltern müssen ohne Umschweife erfahren, dass das Schlagen von Kindern in Deutschland aus gutem Grund verboten und strafbar ist. Repräsentative Untersuchungen machten deutlich, dass innerfamiliäre Gewalt von zentraler Bedeutung für spätere Gewalttäterschaft ist. Von ihren Eltern brutal und häufig geschlagene Jungen werden später fünfmal häufiger zu Mehrfachtätern im Gewaltbereich als gewaltfrei erzogene Menschen.

Noch einmal: Jungen haben häufiger Probleme mit der Beherrschung von aggressiven Gemütswallungen, sie machen die Welt zum Ort ihrer Auseinandersetzungen, und ihre männliche Identität ist leicht zu erschüttern. Fehlt der Vater, wie bei vielen alleinerziehenden Müttern, oder hält er sich aus den Beziehungen heraus, kann es zu besonders schweren Beeinträchtigungen kommen. Ist der Vater aggressiv und streng, verachtet er außerdem Frauen, so muss sich der Junge, um männliche Identität zu erlangen, viel radikaler und kompromissloser von der Mutter lösen als ein Mädchen. Er muss vor allem alles, was er mit Weiblichkeit verknüpft, wie Schwäche, Einfühlsamkeit und Abhängigkeit, von sich weisen. Steht der Vater nicht zur Verfügung oder er ist ein emotional schwacher Vater, dann verbleibt sein Sohn im Einflussbereich der Mutter. Die übergroße Nähe zur Mutter kann in diesen Fällen zur Folge haben, dass der Junge seine männliche Entwicklung regelrecht aufgibt und verweiblicht. Es sind häufig zehn- bis zwölfjährige vaterlose Jungen, die dann wegen Ängsten, Depressionen oder Kontaktproblemen in die psychotherapeutische Praxis kommen.

Wesentlich häufiger werden Söhne in ähnlichen Familienkonstellationen jedoch zum kleinen Pascha, vor allem dann, wenn es vorher zur übermäßigen Verwöhnung, Bewunderung und Überstimulierung durch die Mutter gekommen ist. Die fehlende Möglichkeit, sich mit einem leibhaftigen Mann zu identifizieren, führt nicht selten zur Glorifizierung des Abwesenden, zu Machoverhalten und zu übersteigert aggressivem Verhalten, was die Möglichkeit schafft, einen genügenden Abstand zur Mutter aufzubauen. In vaterlosen Gesellschaften, wie etwa in Jamaica, können wir solche Probleme erkennen. Weil reale Väter fehlen, identifizieren sich die heranwachsenden jungen Männer mit einer überzogenen, grandiosen Männlichkeit, um die große Nähe zur Mutter abzuwehren. Jamaica ist mittlerweile eine Kultur mit extremen Formen männlicher Gewaltkriminalität.

Vor dem Hintergrund von Traumatisierungen und der besonderen Beziehungen in ihren Familien wird die Anzahl der unruhigen Jungen mit Problemen, ihre Gefühle zu steuern, noch größer werden. Die Diagnosen werden, wenig differenzierend, soziale Störungen und ADHS lauten.

Muslimische Familien

In muslimischen Familien wird die Selbstwertstörung von Frauen von Generation zu Generation weitergegeben. Innerhalb der frühen Erziehung von Jungen kommt der Vater kaum vor, Kleinkinderziehung ist Angelegenheit der Mütter.

Vor allem erleben Söhne kein liebendes Paar auf Augenhöhe. Die Mutter gehört zum weiblichen Geschlecht, der Vater gilt fortdauernd ihr überlegen. Die große Gefahr solcher Mutter-Sohn-Beziehungen besteht darin, dass der Selbstwert des Sohnes völlig unrealistisch aufgebläht wird. Diese Problematik fand ich nicht selten als Psychotherapiegutachter in Familien mit Migrationshintergrund, vor allem mit islamischem Hintergrund. Die Söhne erfahren eine übermäßige Verwöhnung und Bewunderung durch die Mutter, einhergehend mit unzureichender Begrenzung durch den Vater. Denn oft erleben sie Väter, die sich zumindest in der frühen Kindheit aus Erziehungsbelangen heraushalten. Die Männlichkeitsvorstellungen dieser Söhne bleiben einerseits sehr beschränkt. Die Vorstellung dominiert, wegen der Zugehörigkeit zum männlichen Geschlecht allen Frauen überlegen zu sein. Eine solche Männlichkeit ist auch gemäß dem

Kinderpsychoanalytiker Frank Dammasch völlig unflexibel und kann sich den Realitäten nur schwer anpassen. Sie dient ausschließlich der grandiosen Überhöhung. Hinzu kommt, dass die Mütter die zunehmend aggressiver werdenden Söhne oft nicht mehr ausreichend eingrenzen können. Erste Probleme entstehen meist schon im Kindergarten, spätestens mit der Einschulung, weil diese Jungen in ihrem Größendenken verharren und sich nur schwer anpassen können. Ihnen wurde bislang vermittelt, dass sie von allen Menschen bewundert werden. Darum glauben sie, sich nicht um andere Menschen bemühen und auch keine eigenen Leistungen vorweisen zu müssen. In der Schule werden sie schließlich mit anderen Verhältnissen konfrontiert, noch stärker später im Beruf. Den notwendigen, oft auch unerbittlichen Anforderungen einer sozialen Gemeinschaft sind sie oft nicht gewachsen, dissoziale Entwicklungen können sich anschließen. In Untersuchungen in Jugendstrafanstalten hat Evelyn Heinemann festgestellt, dass die Inhaftierten durchaus gute Beziehungen zu den Müttern hatten. Es waren aber zu wenig grenzziehende Erfahrungen und stabile männliche Identität verinnerlicht worden. 30 % hatten einen gewalttätigen Vater erlebt, und 37 % waren regelmäßig geschlagen worden.

Nicht erst seit dem grauenhaften Attentat in Orlando/USA wissen wir, dass Homophobie eine gefährliche Motivation für Gewaltausübung sein kann. Bei Homophobie werden homosexuelle Neigungen unbewusst mit weiblicher Schwäche und Unmännlichkeit gleichgesetzt. Dahinter verbirgt sich vor allem Angst vor der eigenen Weiblichkeit. Wer das Weibliche, das er über seine Mutter erfahren hat, nicht wertvoll einschätzt, muss sich davon befreien. Das Weibliche wird dann auf geeignete Personen projiziert und dort bekämpft. Mehr als 40 % aller Deutschen finden es beispielsweise ekelhaft, wenn Homosexuelle sich küssen. Solche Vorstellungen gibt es schon bei Jungen und männlichen Jugendlichen. Von zwei Dritteln aller Jungen werden »schwul« und »Schwuchteln« als Schimpfwörter gebraucht, weil diese Ausdrücke in erster Linie mit einem Verhalten assoziiert werden, das nicht ausreichend männlich ist. Der Macho versucht seine völlig verzerrten und illusionären Vorstellungen von Männlichkeit umzusetzen und zu leben. Er hat Angst vor seinen Gefühlen und allen weiblichen Anteilen in sich selbst, weshalb er Gefühle und die Frauen entwertet und verachtet. Homosexuelle sind in der Vorstellung solcher Jugendlicher keine richtigen Männer.

Die Psychoanalytikerin Marokh Charlier beschreibt den Autoritätsverlust des Mannes in der westlichen Welt und den zunehmenden Bedeutungsverlust des Patriarchats als eine generelle Bedrohung für die männliche Autorität im patriarchalisch-islamischen Wertesystem. Dies beträfe nicht nur die religiöse Dimension, sondern auch die mit ihr fest verbundene männliche Identität. Dadurch könnten destruktive Affekte wie Neid, Hass und Aggressivität entfesselt und auf ›Ungläubige‹ projiziert werden – wie wir wissen, ist das eine akute Gefahr!

Der negative Held

In dem Theaterstück »Märtyrer« von Marius von Mayenburg entwickelt sich ein Jugendlicher in seiner Adoleszenz zu einem tyrannischen Vorkämpfer christlicher Werte. In grotesker Weise wird aufgezeigt, dass sich jede Ideologie, jede

Religion, dazu eignet, damit Menschen, meist *Männer*, sich dazu verleiten lassen, sich auf fanatische Weise für ihre Ziele einzusetzen.

Zu allen Zeiten gab es »Negativ-Helden«, die andere Menschen und Kulturgüter zerstört haben und sich über Hass und Zerstörung unsterblich machen wollten. Alle fundamentalistischen Religionen melden einen Anspruch auf Einzigartigkeit an. Der eigene Glaube gilt als der einzig wahre. Alle Abweichler gilt es zu bekehren, gelegentlich mit Zwang und Gewalt bis hin zur Vernichtung. Wer einer derartigen Gesinnung, die die absolute Wahrheit für sich beansprucht, im Wege steht, bekommt Probleme. Der menschenfreundliche Kern einer Religion geht auf diese Weise verloren.

Der Psychoanalytiker Tilman Moser beschreibt, dass solch ein absolut genommener Wahrheitsbegriff alle Hemmungen lösen kann (Süddeutsche Zeitung, 29.12.2014, S. 2). Es entstehen Gefühle von Selbstbestätigung und Triumph, zudem wird archaische Aggression freigesetzt. Der eigene Narzissmus, das Größendenken werden geschürt, denn durch die Zugehörigkeit zum wahren Glauben fühlt sich der Kämpfer Gott nahe, er wird sogar eins mit ihm. In der Adoleszenz, wenn sich die Frage der Identität stellt, können Jugendliche für solche kollektive Selbstvergottung besonders empfänglich werden. Insbesondere Jugendliche, die in Armut aufgewachsen sind, die gedemütigt und misshandelt worden sind, werden anfällig für solche Fantasien. Ihnen mangelt es an Selbstachtung und Selbstwert; ihre Radikalisierung verwandelt Gefühle von Unterlegenheit in Hass gegen andere. Werden ein niedriges Selbstwertgefühl und ein Gefühl von Bedeutungslosigkeit durch Größendenken aufgehoben, so entsteht ein Fanatiker mit verfolgungswahnhaften Zügen, für den andersdenkende Menschen einen Angriff auf sein Selbst bedeuten.

Dann verspricht die Mitgliedschaft in einer Gemeinschaft Gleichdenkender Schutz, Geborgenheit, Selbstwertgefühl, Auserwähltsein und Grandiosität. Alle Menschen aus allen Schichten sind für solche Mechanismen empfänglich, Adoleszenten jedoch ganz besonders. Was ich über Vaterlosigkeit und unzureichende Väter geschrieben habe, gilt in einem besonderen Maß für diese Gruppe.

Adoleszenz und narzisstische Wut

In der Pubertät kann es zu einer asketischen Phase mit unerbittlichen moralischen Forderungen kommen. Je heftiger der Kampf mit dem Trieb im Jugendlichen tobt, desto fanatischer kann das Denken und desto unerträglicher die Duldung des Andersartigen werden.

Das Denken wird platt und einseitig, Zwischentöne können nicht mehr wahrgenommen werden. Viele verlieren die Fähigkeit des symbolischen Verstehens, eine Fähigkeit, die wir normalerweise während des Kindesalters innerhalb eines lebendigen Austausches mit der Mutter erwerben. Gemeint ist ein quasi spielerisches Verständnis von Gegebenheiten, ein Handeln als-ob, ein Wechseln-können zwischen der Realität auf der einen mit Spiel oder Fantasie auf der anderen Seite. Geht das verloren, werden Kabarett, Witz und Karikatur nicht mehr verstanden und als aggressive Provokation wahrgenommen. Die Religion wird dann genutzt, um andere zu tyrannisieren und zu beseitigen.

Während ich an diesem Buch schrieb, hat ein 17-jähriger

Jugendlicher in einem Regionalzug in der Nähe von Würzburg mit Messer und Axt fünf Menschen attackiert und schwer verletzt. Er wurde auf der Flucht von Polizisten erschossen. Der junge Mann gehörte zu einer besonderen Risikogruppe, den unbegleiteten minderjährigen Flüchtlingen. Diese zeigen alle Vulnerabilitäten, die ich zuvor genannt habe. Sie sind schwer traumatisiert und haben keine sichere Bindung erfahren. Nicht selten sind sie aggressiviert und sexualisiert. Sie besitzen, wenn sie im fremden Land ankommen, keine zuverlässigen Bindungspersonen. Sie befinden sich noch in der Adoleszenz und leben in Krisen ihrer Identität sowie ihres Selbstwertes. Viele Schicksalsschläge und Enttäuschungen haben sie sehr verletzlich und kränkbar werden lassen, denn sie hatten nicht selten illusionäre Vorstellungen davon, was sie in Deutschland erwarten würde. Sie sind auf der Suche nach einem Sinn des Lebens, und genau das macht sie anfällig für die schlichten und darum so verführerischen Thesen des IS.

Der Würzburger Attentäter hatte kurz vor seiner Tat vom Tod eines Freundes in seiner Heimat Afghanistan erfahren. Dies hatte ihn offensichtlich schwer erschüttert und in Wut versetzt. In kürzester Zeit radikalisierte er sich und wollte sich an den Ungläubigen rächen. Wir können während dieser Phase der Radikalisierung auch die Wirkung von narzisstischer Wut erkennen. Dies ist eine unstillbare Rachsucht, wie sie in der Literatur mehrfach beschrieben wurde. Captain Ahab im Moby Dick will den weißen Wal, der ihn zum Behinderten gemacht hat, vernichten. Dabei geht er mit ihm unter. Heinrich von Kleist hat den Michael Kohlhaas erschaffen, der sich mit dem Mittel der Selbstjustiz zu rächen versucht, wegen seiner hemmungslosen Rachsucht schließlich hingerichtet wird. Dahinter steckt auch immer unendlicher Neid auf alle glücklichen und zufriedenen Menschen. Geringe Auslöser können grauenhafte Aggressionen freisetzen. Von keinem Gewissen gebremst, werden dann erschütternde Taten vollbracht, wie beispielsweise bei der Attacke auf die Redaktion von »Charlie Hebdo« in Paris. Meist mündet die destruktive Aggression auch in Selbstzerstörung.

Noch etwas anderes, sehr Beunruhigendes haben uns die Würzburger Ereignisse vermittelt. Dieser junge Mann lebte schon einige Zeit in Deutschland, eine Praktikumsstelle war ihm versprochen. Seit zwei Wochen lebte er in einer fürsorglichen Pflegefamilie. Offensichtlich war er bestmöglich versorgt worden. Dennoch kam es in kürzester Zeit zur Radikalisierung und zum islamistischen Terroranschlag. Es stellte sich später heraus, dass der Würzburger Attentäter schon früher vom IS massiv beeinflusst war und auch in Deutschland weiterhin manipuliert wurde. Bei traumatisierten Jugendlichen sind solche Manipulationen mit späteren Durchbrüchen von Gewalt nicht erkennbar. Entsprechende Taten können nicht vorhergesagt werden, daher ist eine vollständige Prävention nur schwer möglich. Die irrationalen Attentate solcher Einzeltäter werden künftig zu unserem Lebensrestrisiko gehören.

Es kann nicht eindeutig genug gesagt werden: Mit Religion haben diese entsetzlichen und primitiven Taten nichts zu tun. Der Jurist und Islamrechtler Cefli Ademi dazu: »Wenn der IS Menschen im Namen Gottes foltert und tötet, pervertiert er das islamische Rechtsverständnis« (Süddeutsche Zeitung, 9. Juni 2016). Doch wer setzt die platten Vorstellungen dieser Fanatiker von Gott und einem infantilen Paradies außer Kraft? Alle Moslems sollten sich erkennbar von solch wirren Fantasien distanzieren. Ich kann das bislang nicht ausreichend feststellen. Eine aktuelle Umfrage der Universität Münster ergab, dass dogmatische und fundamentalistische Auslegungen des Islams weitverbreitet sind. Fast die Hälfte der befragten Muslime hat angegeben, dass für sie die Befolgung der Gebote ihrer Religion wichtiger sei als die Gesetze des Staates, in dem sie leben. Jeder Fünfte stimmte der Aussage zu, die Bedrohung des Islams durch die westliche Welt rechtfertige es, »dass Muslime sich mit Gewalt verteidigen« (veröffentlicht in der Süddeutschen Zeitung, 19. Juni 2016, S. 5). Diese »klammheimliche Zustimmung« habe ich gelegentlich merkbar wahrgenommen, wie etwa bei dem Mord der Journalisten der Zeitschrift »Charlie Hebdo«.

Eine britische Studie des Soziologen Diego Gambetta und des Politologen Steffen Hertog untersucht Gemeinsamkeiten von Dschihadisten (SPIEGEL, 28. 5. 2016, S. 134). Überraschend viele von ihnen waren Ingenieure. Die Forscher erklären dies damit, dass Ingenieure – vor allem – in der islamischen Welt frustriert sind und nicht jene Anerkennung und Lohn bekommen, worauf sie glauben, Anspruch zu haben. Andere kommen, wie schon erwähnt, aus einem kleinkriminellen Milieu und sind gesellschaftliche Verlierer. Gemeinsam ist allen Attentätern, dass sie an geringem Selbstwert leiden und in hohem Maße verletzlich sind. Sie können einen Hass entwickeln auf alle, die glücklich, erfolgreich und beziehungsfähig sind und die vor allem anders als sie selbst sind. Mit ihren Vernichtungsfantasien wandeln sie sich vom Opfer zum Täter.

PRÄVENTION UND PSYCHOTHERAPIE

In Pressemitteilungen ist zu lesen, dass wahrscheinlich 20–30 % der ankommenden Flüchtlingskinder traumatisiert seien. Diese Meldungen berücksichtigen zu wenig, dass psychische Störungen immer auch andere Ursachen haben als die Flucht. Sie sind zuerst das Ergebnis von Beziehungsstörungen, nicht selten auch vor dem Hintergrund von Vernachlässigungen und Entbehrungen. Traumatische Ereignisse spielen eine geringere Rolle bei der Bildung krankheitswertiger seelischer Strukturen als solche Störungsmuster, die aus täglich wiederholten Erfahrungen entstehen. Die Hinweise auf die traumatisierten Flüchtlingskinder lassen mich argwöhnen, man wolle bei ihnen isoliert »das Trauma« behandeln und auf diese Weise eliminieren. Ein solches Denken ist ein Kardinalfehler, denn jedes Trauma trifft auf ein erlebendes Subjekt und gräbt sich in eine bereits vorhandene Struktur ein. Es muss also um die Behandlung von neurotischen Störungen und von Traumafolgen gehen.

Inzwischen gibt es eine Fülle von Traumatherapeuten mit Kenntnissen unterschiedlicher Therapieformen und Behandlungstechniken. Es wurde schon erwähnt: Ein biologisch angelegter Fluchtimpuls gehört zu unseren typischen Reaktionen auf die Wahrnehmung von Trauma und Traumatisierten. Er wirkt vor allem als Motiv wegzuschauen, zu verleugnen und die Augen vor dem Unerträglichen zu verschließen. Die Neigung, bei der Behandlung von traumatisierten Menschen einfache Wege zu gehen und schnelle Lösungen zu suchen, ist daher beträchtlich. Ich wiederhole: Natürlich ist es wichtig, Symptome mittels Traumatechniken zu lindern. Eine sorgfältige psychoanalytische Behandlung ist jedoch die beste aller Traumatherapien. Vorrangig geht es immer um die Bewältigung von krankmachenden Konflikten. Die Flüchtlingskinder brauchen eine verstehende Therapie, die den entsetzlichen Erlebnissen wieder Bilder verleiht, damit sie diese in ihre Seele integrieren können.

Nicht alle traumatisierten Flüchtlingskinder werden eine Einzel-Behandlung bekommen können. Dazu reichen unsere psychotherapeutischen Kapazitäten nicht aus. Daher sollten viele Möglichkeiten zur Hilfe bedacht werden. Pädagogen, Erzieherinnen und Lehrerinnen müssen vielerlei über Traumapädagogik erfahren, sie sollten »trauma-sensibel« werden. Auch sollte in Kindergärten und Schulen vermehrt Supervision angeboten werden. Die Frankfurter Präventionsstudie hat nachgewiesen, wie wirksam eine solche Begleitung sein kann.

Ein einseitiger Blick auf Defizite der Flüchtlingskinder kann die Sicht auf das wohl Wichtigste versperren, nämlich eine Prävention, die enorme Kosten sparen hilft. Zwei Angebote sollen hier beispielhaft erwähnt werden. Seit vielen Jahren wird am Frankfurter Sigmund-Freud-Institut dazu gearbeitet. Seit 2010 wird ein spezifisches Präventionsangebot »Erste Schritte« konzeptualisiert und umgesetzt. Grundlage ist das gleichnamige belgische Projekt. Der Mitbegründer Patrick Meurs beschreibt die Ziele: »Das kultursensible Präventionsprojekt ERSTE SCHRITTE ist ein Modell früher Interventionen, die sich zum Ziel setzen, Entwicklungschancen von Kindern zu verbessern und die Erziehung in gesellschaftlich vulnerablen Familien zu unterstützen«.

Eva Pattis-Zoja hat aus dem Sandspiel eine beachtenswerte, sprachfreie Gruppentherapie entwickelt. Kinder spielen in einer Sandkiste mit Sand, Wasser und kleinen Spielfiguren. Damit steht ein symbolischer Spielraum als sicherer Ort zur Verfügung, an dem Bindung entstehen kann. Pattis-Zoja geht davon aus, dass sich die Psyche selbst zu regulieren weiß, dass sie Bindung und Beziehung sucht und wiederherstellen möchte. Die Kinder- und Jugendlichen-Psychotherapeutin Christiane Lutz wird dieses Projekt am Stuttgarter C.-G.-Jung-Institut durchführen: Zwölf Flüchtlingskinder bekommen einen Sandkasten und entsprechendes Spielmaterial sowie einen »stummen«, engagierten Beobachter. Diese Arbeit werden Studierende übernehmen; sechs Supervisoren besprechen mit ihnen die Beobachtungen und Protokolle. Dieses sprachfreie Vorgehen eignet sich in besonderer Weise für Flüchtlingskinder, insbesondere für solche Kinder und Jugendliche, die unbegleitet angekommen sind.

Psychotherapeutische Behandlung von Flüchtlingskindern

Die Störungen dürfen nicht nur unter persönlichen Aspekten betrachtet werden. Bei jedem Patienten sind auch gesellschaftliche Einflüsse von Bedeutung. Bei den Flüchtlingskindern müssen ethnische Besonderheiten und die Religion besonders berücksichtigt werden. Es stellt sich die Frage, unter welchen historischen, politischen und gesellschaftlichen Bedingungen sich die Patienten und Patientinnen entwickelt haben. Hier ist ›Kultursensibilität‹ gefragt.

Alle Psychotherapeutinnen und Psychotherapeuten müssen umfassende Kenntnisse über allgemeine und spezielle Neurosenlehre, das Trauma, die Posttraumatische Belastungsstörung und die Folgestörungen besitzen. Diese sollten die gesamte Breite der Entwicklungspsychologie und die psychoanalytischen Erfahrungen über psychische, somatoforme und psychosomatische Störungen von vielen Jahrzehnten Kinderpsychoanalyse einbeziehen: Um Traumaspuren aufzuarbeiten, müssen wir die gesamte seelische Struktur eines Patienten kennen.

Viele Kinder und Jugendliche sind Zeuge von grausamer Gewalt geworden, haben selbst Gewalt erlitten; Mädchen wurden missbraucht und vergewaltigt. Sie haben miterleben müssen, wie Menschen ertranken, wie Angehörige auf dem langen Weg verstorben sind. Ganz entscheidend ist, dass ein großer Teil jener Jugendlichen von keiner Beziehungsperson begleitet wurde. Viele haben bislang keine sichere Bindung erfahren. Die Störungen wirken sich wahrscheinlich noch gravierender aus als bei den Flüchtlingskindern nach dem Zweiten Weltkrieg, die in der Regel von mindestens einer Bindungsperson begleitet worden waren. Mittlerweile verfügt die Kinderpsychoanalyse über großes Wissen und viele Erfahrungen in der Behandlung traumatisierter Kinder und Jugendlicher, auch über die Behandlung von muslimischen Kindern und Jugendlichen.

Mitbehandlung von Bezugspersonen

Kinder sind in vielen Bereichen noch ganz real von ihren Eltern abhängig. Wird die Psychotherapie eines Kindes geplant, so ist eine lebendige Zusammenarbeit mit den Eltern für einen Heilungserfolg ausschlaggebend. Ein Kind kann weder die Notwendigkeit einer Behandlung erkennen, noch kann es die Rahmenbedingungen und Vereinbarungen erfüllen. Das Einvernehmen mit den Eltern und ihr Engagement werden maßgeblich über einen ungestörten und prognostisch günstigen Verlauf einer Therapie entscheiden. Stehen keine Eltern zur Verfügung, so müssen professionelle Helfer, etwa Mitarbeiter des Jugendamtes oder einer Einrichtung die Einhaltung der notwendigen Absprachen gewährleisten.

Immer sind die elterlichen Konflikte mit den neurotischen Störungen eines Kindes entscheidend verknüpft. Die Umstellungsfähigkeit und Bereitschaft der Eltern, sich in seelische Prozesse zu begeben und diese zu verstehen, sind daher wesentlich für die Chancen einer geplanten Behandlung. Der Vater – wenn er anwesend ist – sollte immer als Dritter einbezogen werden. Dann kann ein Kind die Dreieckssituation Mutter, Vater, Kind besser verinnerlichen. Natürlich kann es nicht um eine vollständige Aufarbeitung der elterlichen intrapsychischen Konflikte, auch nicht der Paarkonflikte gehen.

Bei Jugendlichen, vor allem bei solchen mit sehr belastender Familiendynamik, ist häufig ein getrenntes Setting zu empfehlen; Eltern und Patient haben dann verschiedene Therapeuten. Die therapeutische Arbeit mit den Eltern von älteren Jugendlichen kann eine autonome Entwicklung auch erschweren. Daher sollte ihnen ein abgegrenztes Therapieerleben ermöglicht werden. Veränderungen werden umso schwerer zu erreichen sein, je unflexibler die Eltern sind. Wenn kulturelle Vorstellungen, Religionen oder Ideologien Veränderungen nicht erlauben, kann dies zum entscheidenden Problem werden. Hier gilt es rechtzeitig Widerstände zu beachten, um keinen Abbruch zu riskieren. Insbesondere bei türkischen Mädchen mit Essstörungen konnten wir manche bittere Erfahrung machen, weil Eltern nicht bereit waren, sich selbst und damit die bestehenden Konflikte zu verändern.

Mir sind in meiner Kindheit viele schreckliche Dinge widerfahren, die meine Seele sehr verletzt haben. Aber ich hatte immer einen großen Vorzug, ich wurde stets von Bezugspersonen begleitet und erfuhr durchweg dauerhafte Bindung. Immer gab es Personen, die meine Ängste aufgenommen und gemildert haben. Wenn ich dagegen das Schicksal vieler unbegleiteter Flüchtlingskinder betrachte, so erschrecke ich schon über die Tatsache, dass sie so lange Zeit völlig allein waren. Sie hatten niemanden, der sie geschützt und ihnen später bei der Bewältigung ihrer Traumata geholfen hätte. Darum brauchen sie unsere ganze Unterstützung, wie das Flüchtlingsmädchen Amal.

Amal, das Mädchen aus Somalia

Mit 13 Jahren wurde Amal aus ihrer Familie herausgerissen. Seither war sie allein auf der Flucht. Nach beinahe fünf Jahren mit furchtbaren Erlebnissen kam sie in eine deutsche Großstadt, wo sie heute in einer Einrichtung betreut und in einer Psychotherapie behandelt wird. Amal leidet unter massiven Symptomen einer posttraumatischen Belastungsstörung in allen Ausprägungen – um vieles schlimmer, als sie sich bei mir in Kindheit und Jugend manifestiert haben.

Trauma-Symptome wirken aus drei Bereichen heraus: Die Erregung ist angstbedingt erhöht; das Trauma wird wieder erlebt, und das Trauma wird vermieden. Die Verarbeitung geschieht mittels vielfältiger Mechanismen. Amal ist ständig übererregt, und sie wird ununterbrochen von Paniken überflutet. Unaufhörlich wird das Trauma über Nachhallerinnerungen und einschießende Bilder wiederbelebt. Verzweifelt sucht Amal die Vermeidung über Dissoziationen und Rückzug. Die junge Frau leidet auch an schweren Schlafstörungen. Maximal kann sie zwei Stunden in der Nacht schlafen. Dann überfallen sie schreckliche Albträume sowie Angst und Panikattacken. Tagsüber leidet sie an permanenter Schreckhaftigkeit. Innere Anspannungen und Unruhe verhindern, dass sie längere Zeit aufmerksam sein kann. Amal möchte so gerne lernen, aber sie schafft es einfach nicht, sich auf den Stoff zu konzentrieren. Bilder der Geschehnisse in Somalia drängen sich unkontrollierbar in den Schlaf oder in ihr Wachbewusstsein. Wegen ihrer schwerwiegenden Beeinträchtigungen kann sie morgens oft nicht aufstehen. Amal leidet zudem unter massiven diffusen Schmerzzuständen ohne organischen Hintergrund, die sie jederzeit überfallen können.

Die Folgen von Traumata können den Körper absolut schmerzlos werden lassen, sie können aber auch das Gegenteil bewirken. Der erfahrene seelische Schmerz hat sich bei Amal in einen körperlichen verwandelt. Der Traumaforscher Bessel van der Kolk hat sein Werk über das Trauma »Verkörperter Schrecken« genannt, was das zentrale Geschehen auf den Punkt bringt. Die junge Frau verspürt außerdem ständig eine große innere Leere sowie eine graue Trostlosigkeit. Fast immer sind die Hauptfolgen von Traumata schwere Depressionen. Man könnte annehmen, dass kaum Steigerungen möglich seien. Für Amal ist jedoch das unerträglichste Symptom ihre Angst, wenn sie Polizisten sieht. Deren Anblick triggert sofort eine körpernahe Panik. Die junge Frau wird bewusstlos oder versucht, kopflos wegzurennen – Flucht oder Ohnmacht sind die einzigen ihr verbliebenen Möglichkeiten.

Ich habe Amals Lebensgeschichte erstmalig in einem Traumseminar gehört, in dem ihre Therapeutin den ersten Traum ihrer Behandlung vorstellte. Amal hat gewünscht, dass ihre Lebensgeschichte veröffentlicht wird. Nur so können wir begreifen, was wir Menschen wie Amal schuldig sind. Ich will dies mit einem Zitat des Schweizer Psychoanalytikers Mario Erdheim unterstreichen: »Traumatisierte Menschen sind aus der Welt gefallen und das ist auch der Grund, weshalb jede Kultur den Individuen Mittel zur Verfügung stellen muss, um sie wieder in ihre Welt zurückzuholen.«

Die Jugendliche kam 2014 zunächst in eine Einrichtung mit Ganztagsbetreuung. Mit der Betreuerin verstand sie sich von Anfang an sehr gut. Die Folgen der dramatischen Traumatisierungen auf ihrer Flucht wurden jedoch immer unerträglicher. Zunehmend wurde Amal von massiven Depersonalisationserscheinungen und dissoziativen Phänomenen überwältigt. Während solcher Zeiten versteckte sie sich hinter Schränken. Beim Anblick von Polizisten, die wegen anderer Personen in die Einrichtung kamen, wollte sie immer wieder aus dem Fenster springen oder rannte überstürzt weg. Manchmal wusste sie nicht mehr, dass sie sich derzeit in der Großstadt S. befand.

Amal hatte aber auch Probleme mit der Regulierung ihrer aggressiven Impulse. Ein Konflikt mit einem anderen Mädchen aus Sierra Leone eskalierte. Amal wurde daraufhin vorgeworfen, sie hätte im Streit mit einem Besenstiel auf das Mädchen eingeschlagen. Verzweifelt beteuerte sie, dass sie das nicht gemacht habe. Doch die Mitarbeiter der Einrichtung entschieden sich dafür, dass sie in eine Teilbetreuung gehen müsse. Dies hieß, dass sie dort einen Teil des Tages allein bewältigen musste. Das andere Mädchen durfte bleiben.

Amals Therapeutin berichtet: *Für Amal bedeutete diese Entscheidung eine immense Verletzung. Sie wurde vom Frauentherapiezentrum in meine Praxis verwiesen. Völlig aufgelöst und verstört kam sie bei mir an. Anfänglich war bei den Sitzungen eine Dolmetscherin dabei. Sehr schnell wurde deutlich, dass Amal auf ihrer Flucht schwere Gewalt von Männern erlebt hatte, und für mich erschien das gewalttätige Verhalten als Ausdruck ihrer Dissoziationen. Im weiteren Verlauf der Therapie konnte sie den Ablauf genau beschreiben. Sie spürt heftige Affekte, kann aber nicht ausreichend über sie sprechen. Schließlich kann sie sich nicht mehr beherrschen, Erregung und Wut brechen ungesteuert durch. Amal bedauert ihr Verhalten: »Ich kann nicht sprechen, aber dann schlage ich gleich los. Ich möchte das nicht mehr so!« Damit beschreibt sie ein Verhalten, das auch bei weiblichen traumatisierten Menschen vorkommen kann, nämlich das ›Externalisieren‹; Gefühle werden in sofortiges und unkontrolliertes Handeln überführt.* (Dieses Phänomen habe ich im Abschnitt über die Jungen beschrieben.) *Diese Überlebensstrategien, Flucht, Aggression oder sich totstellen, hat Amal in ihrem Leben immer wieder einsetzen müssen, um zu überleben.*

In der neuen Teilbetreuung wurden immer wieder Traumata getriggert. Auch vermisste Amal ihre bisherige Betreuerin, die mit ihr Stabilisierungsübungen gemacht hatte und die vor allem eine gute Beziehung zu ihr aufgebaut hatte. Amal quälten Schuldgefühle. Sie fragte mich, ob die Betreuerin noch böse auf sie sei. Ich veranlasste, dass Amal sie treffen konnte. Die Betreuerin versicherte ihr, dass sie keineswegs böse auf sie sei und hielt weiterhin mit ihr Kontakt. Daraufhin ging es Amal wieder sichtlich besser. An diesen Verläufen wird deutlich, wie sehr das Mädchen positive weibliche Beziehungen braucht und davon profitieren kann. Immer besser konnte sie während der Therapie Fehler oder Verständigungsschwierigkeiten zulassen, ohne wegrennen zu müssen. Einmal klappte der Anruf zur Tante in Äthiopien nicht, den wir gemeinsam tätigen wollten. In der nächsten Stunde zeigte sie ihren Ärger über mich, dass ich wohl nicht genügend Ausdauer bewiesen habe. Ich war erfreut darüber, dass sie jetzt auch negative Gefühle schuldfrei zeigen konnte. Amal hatte mittlerweile weibliche Beziehungen erfahren, die sie ernst nahmen und die ihr Hilfe anboten. Sie lernte dabei auch, Fremdheit immer besser auszuhalten. In diesem Zusammenhang kann von ersten korrigierenden Erfahrungen gesprochen werden, die Amal mit mir und ihrer Betreuerin machen konnte. Auch konnte sie nach langem Ringen dem männlichen Betreuer in ihrer Einrichtung etwas von ihren Ängsten mitteilen. Je mehr sie die Scham verlor, über ihre Traumatisierungen zu sprechen und sich in ihrer Angst und Unsicherheit zeigen konnte, desto mehr Fortschritte machte sie.

Den folgenden Traum hat Amal in ihrer fünften Therapiestunde erzählt: »Ich bin auf der Flucht. Ich fühle mich sehr traurig. Es herrscht Krieg, ich und andere Kinder sind geschlagen worden. Ich habe viel Blut am Körper. Zwei Kinder sitzen am Wegesrand, ich möchte Ihnen helfen. Ich frage die beiden: Wo ist denn eure Familie? Die Kinder antworten: Die sind tot. Ich denke: Ich bin nicht schuld. Ich frage mich: Wieso gibt es so viel Hunger? Ich frage andere Menschen: Bitte helft! Bitte helft!

Dieser Traum braucht nicht viele Erklärungen. Er ist ein beispielloser Appell an die Mitmenschen. Amals Traumerzählung ist ein Aufruf zum Mitfühlen, zur Hilfe und Wiedergutmachung, Beweggründe, die heutzutage leider oft verdrängt und vergessen werden. Zu oft stehen Neid, Hass und Angst um die eigene Existenz im Vordergrund.

Doch der Traum wirkt anders als die meisten unserer alltäglichen Träume, die während einer Therapie berichtet werden. In Träumen werden unsere geheimen Wünsche, unsere Absichten, auch Triebhaftes und »niedere« Beweggründe verkleidet und unkenntlich gemacht. Dazu verfügt die ›Traumarbeit‹ über bestimmte Mechanismen der Entstellung. Einer der wichtigsten ist die Symbolisierung. Auf diese Weise kann Eindeutiges vieldeutig werden. Aus gutem Grund sollen unsere unbewussten Wünsche bedeckt gehalten werden, denn unsere Träume sollten uns nicht allzu sehr beunruhigen, sondern vor allem den Schlaf hüten. Amals Traum setzt jedoch grausame Wirklichkeiten unverhüllt in Szene. Sie werden nicht mehr hinter Symbolisierungen verborgen. Solche Träume sind nach Traumatisierungen häufig, weil die symbolisierenden Fähigkeiten durch das Trauma oft zerstört, zumindest eingeschränkt worden sind. Es können Träume auftreten, welche die innere Gefährdung unmittelbar darstellen. Amals Traum schildert sicherlich die real erfahrenen furchtbaren Ereignisse und das dazugehörige Empfinden. Sie zeichnet den gesamten Schrecken nach, den sie erlebt hat, sie verleiht ihren Gefühlen eindringliche Bilder. Aber Träume sind immer auch eine Selbstdarstellung. Insofern ist auch zu erkennen, in welcher seelischen Verfassung Amal zum Zeitpunkt des Träumens lebt. Sie wird von Ängsten und Depressionen gequält, und es geht um Verletzung und Tod. Gleichzeitig zieht sich durch den gesamten Traum die Frage nach der Schuld. Angesichts dieser schwer zu kontrollierenden Affekte ist es verständlich, dass es immer wieder auch zum Durchbruch von Aggressionen kommen kann.

Es war nicht leicht, die Familiendynamik des Mädchens kennen zu lernen und zu begreifen. Oft kam es zu Verständnis- und Übersetzungsschwierigkeiten. Amal war sehr aufgewühlt, was mir das genauere Nachfragen teilweise erschwerte. Doch langsam wurde mir ihre Lebensgeschichte immer klarer. Vielleicht war das Mädchen erst jetzt in der Lage, in meiner Gegenwart ihre Erinnerungen auszusprechen. Ihr Selbst und ihre Ich-Stärke hatten bisher nicht ausgereicht, die begleitenden heftigen Gefühle von Zwiespältigkeit, fachlich »Ambivalenz« genannt, auszuhalten.

Amal hat mit ihren Eltern und den drei Schwestern auf dem Land in der Nähe einer kleineren Stadt gelebt. Ihr Vater war ein angesehener Mann, er besaß viel Land und viel Vieh. Wie in einem kleinen Dorf, haben dort auch die Onkel und Tanten mit ihren Kindern gelebt. Das Mädchen wuchs also in einer kollektiven Struktur auf. Sie fühlte sich als ein Teil der großen Sippschaft, ihre individuellen Wünsche und Bedürfnisse wurden zu allererst der Gemeinschaft untergestellt. Die Schwester, im heiratsfähigen Alter, sollte mit einem älteren verwandten Mann verheiratet werden, er war wohl bei der al-Shabaab aktiv (dies ist eine militante islamistische Bewegung in Somalia).

Amal wollte die Geschichte ihrer Flucht aufschreiben und hat das mit Hilfe ihrer Therapeutin realisiert. Sie hat sich gewünscht, dass darüber der Titel »Das Schwarze Leben« steht. Meint sie damit das Dunkle ihres grausamen Schicksals, denkt sie dabei auch an ihre Hautfarbe? In vielen Therapiesitzungen hat Amal die schrecklichen Szenen der Vergangenheit erinnert und damit gleichzeitig die Traumata wiederbelebt. Zwischen der Therapeutin und Amal ist ein gemeinsamer Raum entstanden, für alle Fantasien, Gedanken und Gefühle. Dieser Raum umfasst durchweg alles, und er schafft Möglichkeiten für die Veränderung von den Konflikten und der Struktur eines leidenden Menschen. Bereits das Wissen um diesen gemeinsamen Raum hat Amal eine ungeheure Entlastung verschafft. Im Folgenden der von ihr in eigenen Worten verfasste Text, nur die Orthographie wurde angepasst.

Amals Bericht: Das Schwarze Leben

Ich und meine Familie sind zuhause, als um sechs Uhr in der Frühe vier Männer kommen und sagen: »Wir nehmen deine große Schwester mit, sie soll verheiratet werden«. Mein Onkel und meine Tante und mein Opa (väterlicherseits) sind da, mein Vater aber nicht. Mein Opa sagt: »Der Vater ist nicht da, wenn er wiederkommt, dann besprechen wir alles«. Die Männer gehen wieder, und die Familie wartet auf den Vater, der mit seinem Auto in die nächst größere Stadt gefahren ist, um Gemüse und Obst auf dem Markt zu verkaufen. Nach einer Woche kommen die Männer wieder, und der Onkel meint, er habe ein Papier an den Vater geschrieben und ihn gefragt, dieser habe sein Jawort für die Heirat gegeben. Der Onkel hat gelogen, aber meine größere Schwester weiß das nicht, sie will erst auf den Vater warten (der manchmal einen Monat lang weg ist). Schließlich gehorcht sie dem Onkel. Die Männer geben dem Onkel Geld und Tiere, und es wird ein Fest mit den Nachbarn gefeiert, und dann geht meine große Schwester mit den Männern in ihr Dorf. Der Vater kommt nach einem Monat nach Hause und hat ganz viele leckere Dinge dabei, wie Zucker, Tomaten und Ananas. Er kommt um drei Uhr in der Nacht. Und er zeigt auf die Leckereien und sagt: »Für Ehena«, dies ist der Name meiner größeren Schwester. Dann erfährt er von der Zwangsheirat und dem Verrat seines Bruders und wird sehr böse. Alle streiten, der Vater mit dem Bruder, der Onkel mit dem Opa. Dann nimmt der Vater eine Waffe und geht weg, geht zu dem Mann seiner Tochter. Ich habe furchtbar Angst um meinen Vater. Aber meine Mutter sagt mir: »Esse und schlafe«. Der Vater kommt morgens um fünf Uhr zurück, Ich schlafe gerade, und er ist angeschossen worden. Er wird von meiner Mutter ins Krankenhaus gebracht. Ich sehe meinen Vater nicht wieder. Meine größere Schwester kommt. Ihr Mann hat versucht, unseren Vater zu töten. Sie vertraut sich mir an, bis die Mutter nach einer Woche wiederkommt. Ich habe noch vier Geschwister: die größere Schwester, einen größeren Bruder, der in Mogadischu ist, dann komme ich in der Mitte und dann eine kleinere Schwester und ein noch ganz kleiner Bruder.

Der Onkel nimmt wieder Geld von der Familie des Schwagers. Die Männer, die nun kommen, haben ihre Gesichter mit Tüchern verdeckt. Der Opa, die Oma, die Mutter und Tante und alle haben große Angst. Der Onkel und der Opa drohen meiner großen Schwester und fordern sie auf, zurück zu ihrem Mann zu gehen. Die Mutter hatte, nachdem sie meinen Vater ins Krankenhaus gebracht hat, viel eingekauft. Sie hatte auch einen großen Kanister Petroleum für die Lampen im Haus mitgebracht. Ich sehe meine Schwester dabei, wie sie sich Petroleum über den Körper schüttet und denke noch, sie wäscht sich, aber wieso hat sie die Kleider noch an? Dann nimmt meine Schwester ein Streichholz und zündet sich vor den Augen aller an. Alle stehen wie angewurzelt da, bis der Opa eine Decke nimmt und sie über sie wirft und das Feuer zum Ersticken bringt. [Während dieser Erzählung weint Amal stark, sie ist über ihre vermeintliche Naivität fassungslos. Sie gibt sich Schuld dafür und zeigt mir ihre Hilflosigkeit. Ich kann sie trösten und ihr sagen, dass auch kein anderer auf die Idee gekommen sei, dass sich ihre Schwester umbringen wollte, und dass es doch ganz normal sei, zuerst an so etwas wie Waschen zu denken. Der Vorgang war so unglaublich, das konnte sie im Vorhinein nicht wissen. Ihre Gefühle beruhigen sich ziemlich schnell. Sie kann meine Ansicht aufnehmen und meinen Trost spüren. Sie sagt, dies sei das schlimmste Erlebnis von allen gewesen].

Die Schwester wird ins Krankenhaus gebracht, doch die Verbrennungen sind zu stark, sie kommt zum Sterben zurück nach Hause. Ihr Körper bläht sich auf, die verbrannte Haut riecht sehr stark, sie kann wohl nicht mehr sprechen und die Mutter legt sie unter einen Baum mit einem Tuch davor. Doch ich kann durch das Tuch schauen. Es ist furchtbar. Sie lebt noch ein paar Tage und dann stirbt sie. Die Nachbarn kommen und holen sie, um sie zu begraben. Meine Mutter ist so sauer auf den Bruder ihres Mannes, und sie schlägt sich mit ihrer Tante. Dann geht sie mit uns weg. Sie nimmt Kleidung, und wir gehen zu ihrer Familie. Der Opa väterlicherseits kommt und sagt, sie sollen zurück ins Haus des Vaters gehen. Die Mutter bleibt, ich und meine Geschwister gehen mit dem Opa. Ich muss zu meiner Tante, der Schwester meines Vaters, mit meinen Geschwistern ziehen, bis mein Vater angeblich wieder aus dem Krankenhaus kommt. Sie selber hat zwei kleine Kinder. Es ist furchtbar. Keine Mutter, der Vater weit weg im Krankenhaus. Und dann will die Tante, dass ich morgens Milch auf dem Feuer warm mache. Ich kann das nicht, weil das Feuer mich an meine tote Schwester erinnert. Dann schlägt mich die Tante dafür und brennt mir mit einem Stock, den sie über das Feuer hält, Wunden in meinen Körper. Oder ich muss zur Strafe den ganzen Tag auf einer Stelle stehen. Mir geht es sehr schlecht. Meine Oma besucht meinen Vater regelmäßig im Krankenhaus. Als der Vater von dem Tod seiner großen Tochter hört, ist er sehr verzweifelt. Meine Oma kommt immer wieder vorbei, sie holt Kleidung für meinen Vater und besucht ihn im Krankenhaus. Sie sieht, wie schlecht es mir geht, sie fragt ihren Mann, meinen Opa, ob ich zu meiner Mutter ziehen könnte, er sagt: »Nein«. Meine Tante und meine Oma streiten viel. Meine Oma hat eine Schwester in Äthiopien, die kommt manchmal zu uns mit ihren Tieren. Der Mann von ihr ist von einer Bombe getötet worden. Sie verkauft ein paar Tiere in Somalia und geht wieder zurück nach Äthiopien.

Ich gehe mit meiner Oma und ihrer Schwester zu ihr nach Äthiopien. Wir sind ganz früh weg. Meine Oma hat wohl mit meiner Mutter gesprochen, sie hat ja gesagt. Sie wollte nachkommen. Dann bin ich mit der Oma, der Tante und einem Onkel, den ich nicht kannte, in einem großen Auto sechs Tage durch Somalia gefahren, mir ist immer wieder schlecht geworden und ich musste mich übergeben. In einer großen Stadt werde ich in ein Zimmer gebracht mit drei weiteren Menschen. Ich frage jeden Tag meine Tante nach meiner Mutter: »Deine Mutter kommt morgen« entgegnet sie, und ich glaube ihr. Ich bin zehn Jahre alt. Meine Füße sind dick angeschwollen, ich arbeite in einem Hotel und kann nicht in meinen Schuhen gehen. Viele Somalier leben dort. Mein Onkel ist 20 Jahre alt und bringt mich jeden Tag hin und holt mich wieder ab. Manchmal hat er ein Bonbon dabei. Er ist auch manchmal etwas verrückt, mal redet er die ganze Zeit, dann sagt er wieder kein Wort. Manchmal hilft er mir, die Teller abzuwaschen. Ich mag ihn. Mein Onkel kommt bis nach Libyen mit, da habe ich ihn verloren. Das Geld, das ich im Hotel verdient habe, soll nach Aussage der Tante ihre Mutter bekommen. Doch der Onkel glaubt das nicht, und sie behalten das Geld für die Reise. Sie fahren mit dem Auto mit vielen Menschen nach Libyen durch die Sahara. In einer kleineren Stadt im Tschad, wo die Menschen ganz dunkel sind, haben sie ihr letztes Geld gegeben. um nach Libyen zu kommen. Ein anderes Auto vor ihnen hatte einen Unfall. Menschen sind vom Lastwagen gefallen, und sie sind mit ihrem Auto über sie hinweg. Dann haben die Muslime die Christen aus Eritrea, die verletzt waren, totgeschlagen. Im Tschad gibt es große Berge.

Ich musste immer wieder sagen, dass ich Muslimin bin, denn dort werden Christen totgeschlagen. In Tiflis angekommen, lebe ich in einem kleinen Zimmer mit ganz vielen anderen Menschen. Es gibt nur Hühnchen zu essen, die Menschen werden krank. Es gibt Männer mit Waffen, und dann kommt die Polizei, und wir werden alle verhaftet. Ich verstecke mich, aber dann sind fünf Autos voll, und wir müssen alle ins Gefängnis. Dort bleibe ich über acht Monate lang. Die Männer werden von den Frauen getrennt. Viele sind krank, ich helfe einer schwangeren Frau. Ich haue immer wieder ab. Dann gehe ich auf die Straße, aber ich weiß nicht, wohin ich gehen soll. Die Polizei findet mich, und ich versuche es wieder und wieder. Ich schlafe in leeren Häusern, in denen ist alles kaputt, einmal finden mich Handwerker, und auch sie rufen die Polizei, und ich muss zurück ins Gefängnis. Sonst musste ich immer die Toiletten putzen. Wenn ich nicht putze, dann wurde ich geschlagen.

Diesmal muss ich als Strafe von sechs Uhr morgens bis sechs Uhr abends in der Sonne stehen. Dann frage ich nach Wasser. Der Mann sagt: »Da hinten in dem Raum ist Wasser«. Da sitzen Soldaten und spielen Schach und rauchen. Der Mann sagt: Hinten im Zimmer gibt es Wasser, aber ich sehe nichts. Ich sehe nur kaputte Stühle und will rausgehen. Ein Mann sagt: Was willst du? Ich sage: ich möchte einen Schluck Wasser trinken. Der Mann hält mir den Mund zu. Ich beiße in seine Hand, doch er ist zu stark. Es kommen noch zwei Männer, sie schlagen mich mit Stöcken und vergewaltigen mich – einer nach dem anderen. Sie stecken mich in einen Jutesack und werfen mich mit dem anderen Müll in einen Kanal, der hinter dem Haus langfließt. Ich falle auf den Kopf und werde bewusstlos. Eine Frau findet mich am Rand des Flusses und bringt mich in ein Krankenhaus. Ich bin zwei Wochen nicht bei Bewusstsein und habe an Armen und Beinen tiefe Wunden.

Bis heute ist die junge Frau auf der Suche nach ihrer Mutter. In einer der letzten Therapiestunden hat sie der Psychotherapeutin folgenden Traum erzählt: *Ich sehe meine tote Schwester. Ich beobachte, wie sie ein Grab ausschaufelt. Die Schwester meint, dass ihre Mutter tot sei. Ich sehe jedoch meine Mutter am Rand des Grabes sitzen und denke mir: Das stimmt doch nicht, unsere Mutter ist nicht tot. Sie sitzt doch da.*

Ich hatte einige Therapiestunden zuvor Amal gefragt, ob sie die Mutter deshalb nicht suchen würde, weil sie bereits tot sei. Amal war über diesen Gedanken zutiefst erschrocken. Sie hatte sich selbst die Schuld gegeben für die schrecklichen Ereignisse, die sie auf der Flucht erlebt hatte. Sie wollte die Hoffnung nicht aufgeben, eines Tages ihre Mutter wiedersehen zu dürfen. Sie wollte sie fragen: »Wieso bist du damals weggegangen?«, »War ich daran schuld?« Mit dieser Hoffnung hatte sich Amal seelisch am Leben gehalten und den schweren Weg nach Europa durchgestanden. Sie glaubte, von hier aus könnte sie etwas wiedergutmachen, beispielsweise der Mutter aus dem reichen Europa Geld schicken. Dann würde diese stolz sein auf ihre Tochter, dass sie es trotz aller Qualen geschafft hatte, Deutschland zu erreichen. Doch die Mutter antwortete und zeigte sich nicht. Sie blieb still.

Die junge Frau leidet, wenn sie Freundinnen sieht, die Kontakt zu ihren Eltern in Somalia haben. Sie fragt nach dem »Warum«, in einer Tiefe, welche die Therapeutin sehr anrührt. Sie erzählt auch von rassistischen Sprüchen, denen sie hier ausgesetzt ist und gegen die sich nicht wehren kann. Sie bekommt kein Wort heraus, wenn in der U-Bahn jemand sie auf das Schild »Schwarzfahren verboten« mit einer Geste auf ihre Haut hinweist oder sie beleidigt und beschimpft, weil sie ein Kopftuch trägt. Sie kenne das auch aus Somalia, erzählt sie mir. Dort gäbe es die Großen Familien und die Kleinen Familien. Die dürften nicht untereinander heiraten und hätten auch verschiedene Arbeiten zu tun. Die Terroristen der al-Shabaab lehnt sie ab, denn sie ist für einen barmherzigen Islam. Amal möchte, dass alle Religionen in Frieden neben- und miteinander leben.

Friede ist ein Wort, das zu der jungen Frau passt. Schon früh hat sie die Gewalt und die Grausamkeiten von Menschen erlebt und kann nicht mehr wegschauen. Sie ist mittlerweile bereit, durch ihren Schmerz zu gehen und Fragen zu stellen. Ich habe inzwischen auch verstanden, warum sie sich mitschuldig fühlt. Warum sie glaubt, eine Schuld auf sich geladen zu haben, die nicht die ihre ist. Ich begreife ihren Schmerz, einen körperlichen Schmerz, mit dem sie zu mir kommt. Mit dem Schmerz in den Beinen, im Rücken und im Kopf. Ein kollektiver Schmerz, der durch das Sprechen über die traumatischen Erlebnisse immer mehr zu einem seelischen Schmerz werden kann. Er strömt mittlerweile in den Stunden häufig unmittelbar aus ihren Körper in den Therapieraum, und ich kann sie dabei halten und zum Dranbleiben ermutigen. Sie ist eine tapfere Frau, die sich dieser Schmerzkonfrontation stellt. Sie selbst sagt, es tue ihr gut, wenn »das alles rauskommt« und dass sie sich in der nächsten Stunde oft besser fühle und heiterer sei. Neben dem Containen ihrer schmerzhaften Gefühle und der Ängste ist es meine Aufgabe, dass sie mit mir differenzieren lernt. Ihren Schmerz habe ich auch interkulturell begriffen: Es ist nicht nur der Rücken, der schmerzt, es ist vor allem die Seele, es ist ihr Selbst, das so viele Schmerzen erleiden musste. Es bedeutet, über das Erlebte zu sprechen, die starken Affekte auszuhalten und das Erlebte in einen Sinnzusammenhang zu bringen. Sie ist eine Frau, die sehr dankbar Hilfen annimmt. Gelegentlich gibt es auch heitere Stunden, in denen sie mir verdeutlicht: »Das Leben ist lebenswert, ich freue mich jede Minute darüber, auf der Welt zu sein.«

Auf der Flucht

Das Thema Hilfe zu suchen und zu bekommen hat eine zentrale Bedeutung für Amal. Das Mädchen flieht aus Äthiopien, über die Sahara nach Libyen. Dort wird sie mehrmals ins Gefängnis gesperrt. Sie will fliehen, wird erwischt, geschlagen und kommt wieder ins Gefängnis. Nach der Vergewaltigung konnte Amal mehr als drei Monate lang kein Wort über ihre Lippen bringen und lag einfach nur da. Alle im Krankenhaus dachten, sie sei stumm. Eine Ärztin nahm sie mit zu sich nach Hause und forderte sie auf zu malen: »Male Kind, male« habe die Frau zu ihr gesagt, und sie hat gemalt, auf Papier, Tattoos auf die Haut, in den Sand. Sie habe für die Ärztin geputzt und gekocht. Eines Tages habe die Frau sie dann zu ihren Landsleuten in ein großes Haus gebracht. Sie habe fürchterliche Angst gehabt, nichts gegessen und getrunken und sich nur versteckt. Aber sie hätten ihr nichts getan. Sie hätten ihr Essen gegeben, und zusammen hätten sie gearbeitet, um die Überfahrt nach Italien zu finanzieren. Einmal habe sie auf der Straße einen Polizisten gesehen, so einer wie aus dem Gefängnis und sie habe geschrien, so laut, dass die Leute, die mit ihr zusammen unterwegs waren, ihr den Mund zugehalten haben. »Ich muss verrückt sein«, sagte Amal: »Erst rede ich drei Monate nicht, und dann höre ich nicht auf zu schreien«.

Es ist ein typisches Symptom von generalisierten Angststörungen und Posttraumatischen Belastungsstörungen, dass die Menschen fürchten, sie seien »verrückt« geworden. Wird diese Überzeugung beibehalten, kann sie zu immer stärkeren Vertrauensverlusten in sich und zu anderen führen und damit zu starken Rückzugs- und Vermeidungstendenzen.

Amal zieht sich in der neuen Betreuungseinrichtung anfänglich stark zurück, sie bleibt der Schule fern, erkrankt im Sommer 2015 an TBC und liegt über vier Wochen im Krankenhaus. Es geht ihr körperlich richtig schlecht. Der Betreuer und ich veranlassen alles, damit sie wieder in eine Vollbetreuung untergebracht wird. Erschwert wird dies dadurch, dass sie angegeben hat, sie sei 18 Jahre alt. Dabei sei sie einem Rat gefolgt, in Wirklichkeit ist sie zwei Jahre jünger. Um dies zu beweisen, braucht sie ein Dokument. Sie versucht die Tante in Äthiopien anzurufen, es gelingt ihr auch nach mehreren Anläufen, doch die will erst mal nur Geld. Natürlich fragt sie, ob die Tante wisse, wo ihre Mutter sei, doch sie bekommt auch von ihr keine Antwort. Wegen der TBC-Erkrankung dauert es über acht Monate, bis sie in ein Mädchenheim umziehen darf.

Als sie das erste Mal nach dem Umzug wieder zu mir in die Stunde kommt, ist sie völlig aufgelöst. Das Geräusch der Waschmaschine, die über ihrem Zimmer steht, erinnere sie an »die Situation« in Libyen. Sie könne nicht schlafen, und mit der Betreuerin käme sie überhaupt nicht zurecht. Sie dekompensierte danach völlig. In ihrem Schmerz konnte sie mir nochmals die schreckliche Geschichte in dem libyschen Gefängnis erzählen. Ich konfrontierte sie immer wieder mit dem Hier und Jetzt und versuchte ihr deutlich zu machen, dass sie hier in Sicherheit sei und die Ereignisse von Libyen schon lange vorbei seien. Sie dissoziierte nicht, sie zeigte mir nur ihren Schmerz, ihre Wunde, und ich konnte sie in ihrer Not aushalten. »Warum haben die das gemacht?«, war immer wieder ihre Frage. »Wie können die einem kleinen Mädchen so etwas antun?« Die Aggressionen, die den Tätern gelten (auch den Eltern, die sie verlassen haben und nicht umgekehrt), wendete sie noch gegen sich selber. Ich zeigte ihr meine Anerkennung für das Unfassbare, für ihre Tapferkeit und ihre Stärke. Langsam konnte sie diesen Anteil auch sehen und annehmen. Nach der Stunde war ich aufgelöst. So geht es dem Mädchen ständig, dachte ich. Nicht mehr da zu sein bedeutet, dass auch kein Schmerz, keine Erinnerung und nichts, das ihr wehtun könnte, vorhanden ist.

In der letzten Stunde, bevor ich den Bericht schreibe, frage ich sie, wie es ihr geht und sie sagt: Gut! Der Kontakt zu der alten Betreuerin täte ihr gut, die neue Betreuerin sei zum Glück im Urlaub. Und sie könne auch wieder besser schlafen, mit Tabletten natürlich. Und dann erzählt sie mir ihre Geschichte, die ich anfangs beschrieben habe, von ihrem Dorf und ihren Schuldgefühlen. Und von der Flucht …

Ich gehe näher auf die Vergewaltigungen ein, und es wird deutlich, dass Amal große Schmerzen hat und sich nicht traut, zum Arzt zu gehen, denn »sie falle dann immer um«. Sie wird ganz still, und ich sage ihr, dass wir alles ganz langsam machen. Sie ist erleichtert und auch froh, dass sie ihre Scham überwunden hat. Wir reden weiter über die Terroristen und über die Religion, und ich höre dieser liebenswürdigen und friedvollen Amal zu, wie sie um Antworten ringt: Wie wollen wir Menschen zusammen leben?

Diese junge Frau hat Grauenhaftes erlebt. Sie hat danach viel Gutes in der Betreuung und in einer hilfreichen Behandlung erfahren. Dennoch ist es schrecklich, dass sie nicht nur Empathie und Verständnis für ihre Leiden erfährt, sondern auch die entgegengesetzten Gefühle Entwertung und Fremdenhass. Sie wird verspottet und erlebt Rassismus und Hass. Über die Ursachen dieser archaischen Gefühle will ich daher in einem letzten Kapitel schreiben.

DAS VIRUS ›FREMDENFEINDLICHKEIT‹

»… denn sie hatten sonst keinen Raum
in der Herberge«

Bis heute herrscht bei vielen Menschen die Überzeugung, es sei ein persönlicher Verdienst, dass sie nach dem Zweiten Weltkrieg alles behalten konnten, während die Flüchtlinge hergelaufenes Gesindel waren, die nichts besaßen und sich am Besitz der Einheimischen zu bereichern suchten. Ein Bekannter erwähnte, sehr empört, dass seine Frau unter beengten Verhältnissen groß geworden sei. Nur, weil ihre Familie Flüchtlinge hatte aufnehmen müssen! Auf meinen Einwand, dass sowohl die Menschen in Deutschland als auch die Flüchtlinge aus den anderen Teilen des Deutschen Reichs gemeinsam den Krieg verloren hätten, antwortete er nur, die Flüchtlinge hätten dabei eben Pech gehabt.

In einer ›Kalten Heimat‹

Ausgebombte, Flüchtlinge, Heimatvertriebene hatten nach dem Zweiten Weltkrieg keine Heimat mehr und blieben in den neuen Welten fremd und ungeliebt. Das Verhältnis der deutschen Bevölkerung zu den Flüchtlingen war von Vorurteilen, Verachtung, aber auch von Neid geprägt. Mit diesen Ablehnungen hatten auch die Flüchtlingskinder zu kämpfen. Für die Einheimischen waren sie und ihre Eltern »Reingeschmeckte«, die unheimlich waren. Sie sahen sich von ihnen bedroht, denn die ungebetenen Eindringlinge wollten von ihnen Lebensmittel und Lebensraum, was sie als Übergriffe und Bedrohung verstanden. Das folgende Schmähgebet kursierte 1946/47 in Waiblingen und Aalen und bringt das damalige wie heutige Denken auf den Punkt: »Herrgott im Himmel, sieh unsere Not / wir Bauern haben kein Fett und kein Brot / Flüchtlinge fressen sich dick und fett / und stehlen uns unser letztes Bett / Wir verhungern und leiden große Pein / Herrgott, schick das Gesindel heim«. Es gab auch andere, drastischere, brutalere Aussagen, sogar Vernichtungslager, wohin man die Flüchtlinge bringen sollte, wurden ins Spiel gebracht.

Im Flüchtlingslager wurden wir von den Einheimischen im Dorf als ›Lagerstinker‹ tituliert. Die meisten Vertriebenen besaßen keinerlei Wertsachen oder Gegenstände, keine Bücher, Bilder, Möbel aus der verschwundenen Heimat, die sie erinnern und wie Übergangsobjekte ein wenig hätten trösten können. Wir waren vollständig vom Wohlwollen und dem Mitleid anderer Menschen abhängig, Überanpassung und Unterwerfung wurden erwartet. Das hatte eine permanente Störung des Selbstwertes zur Folge.

Noch während der Vorbereitung zur Hochzeit wurde meine künftige Frau 1968 – 23 Jahre nach Kriegsende – in meinem Beisein vom katholischen Pfarrer gefragt, ob sie denn nichts Besseres habe bekommen können als einen ›Flüchtling‹. Zu den Traumatisierungen und Schmerzen des Krieges und der Vertreibung kamen die Verletzungen durch eine unerbittliche Feindseligkeit gegen die Vertriebenen und deren Kinder. Im 21. Jahrhundert erzählt ein Lehrer in einer Gesellschaft den folgenden Witz und schüttet sich aus vor Lachen: »Sagt der Bauer zu seiner Frau. ›Uns fehlt ein Hahn!‹ Diese antwortet ihm: ›Ein Flüchtling *stahl ihn grad*!‹« Seit Freud ist bekannt, dass ein Witz vom Tabubruch lebt. Doch hier geht es zweimal lediglich um Gemeinheiten und Menschenverachtung. Bis heute werden Flüchtlinge aus dem Zweiten Weltkrieg diskriminiert.

Der Historiker Andreas Kossert weist darauf hin, dass die heute noch lebenden deutschen Vertriebenen die Jugendlichen, Kinder und Kleinkinder von damals sind und dass diese Kinder und ihre Nachkommen unter ähnlichen psychischen Langzeitbelastungen gelitten haben wie sie bei überlebenden Holocaust-Opfern und deren Kindern diagnostiziert wurden. Ich halte es für wichtig, bei allen psychotherapeutischen Behandlungen an eine transgenerationale Weitergabe der Traumata der Kriegs- und Nachkriegszeit zu denken, denn Kriegskinder sind die Mütter und Väter der heutigen Elterngeneration. Womöglich existieren sogar Zusammenhänge mit der Bewegungsunruhe und den anderen Störungen der Kriegskinder, wie sie in der »Langeoog-Untersuchung« erfasst wurden, externalisierende Störungen, Bewegungsunruhe, Aufmerksamkeitsdefizite und defizitäre Affektbeherrschung der heutigen Generation. Die erstaunlichen Parallelen sollten zumindest zur Kenntnis genommen werden.

Der unheimliche Fremde – wie entstehen Fremdenangst und Fremdenfeindlichkeit?

Unheimlich wirkt das auf uns, was uns nicht bekannt und vertraut ist. Sigmund Freud, der sich eingehend mit diesem Phänomen befasst hat, geht davon aus, dass noch etwas anderes hinzukommen muss. Das Unheimliche eines Erlebens kommt seiner Meinung nach zustande, wenn durch einen aktuellen Eindruck verdrängte kindliche Konflikte wiederbelebt werden. Dazu einige Beispiele.

1947 wurde Jakob Fischbacher, Kreisdirektor des bayerischen Bauernverbandes und gläubiger Katholik, wie folgt zitiert: »Wenn ein Bauernsohn eine norddeutsche Blondine heiratet, so ist das in meinen Augen Blutschande. Die Preußen, dieses Zeugs und die Flüchtlinge müssen hinausgeworfen werden, und die Bauern müssen dabei tatkräftig mithelfen. Am besten schickt man die Preußen gleich nach Sibirien«. Der SPIEGEL (19.4.1947, S.4) berichtete, dass aufgrund einer Anordnung des Länderrats Bayern und Württemberg-Baden evakuierte Menschen und Bombenflüchtlinge in ihre Heimatgebiete zurückführen sollten. Entsprechende Maßnahmen unterblieben in Württemberg-Baden. Bayern war das einzige deutsche Land, das deutsche Mitbürger buchstäblich hinauswarf. Ob es geschehen ist, konnte ich nirgends nachlesen.

Im Januar 2016 äußerte Frauke Petry, Vorsitzende der Alternative für Deutschland (AfD), in einem Interview der Zeitung »Mannheimer Morgen«: »Wir brauchen umfassende Kontrollen, damit nicht weiter so viele unregistrierte Flüchtlinge über Österreich einreisen können, notfalls müssten

Polizisten an der Grenze auch von der Schusswaffe Gebrauch machen. So steht es im Gesetz«.

Ebenfalls im Januar 2016 kommt eine Studierende der Psychotherapie zu mir in die Supervision. Entsetzt berichtet sie, dass ein 14-jähriger Jugendlicher, der wegen dissozialer Verhaltensweisen psychotherapeutisch behandelt werden sollte, in der ersten Therapiesitzung zu ihr gesagt habe: »Sie sind doch auch der Meinung, dass alle Flüchtlinge an der Grenze erschossen werden sollten!« Meine Supervisandin war fassungslos und wusste dem Jungen nichts direkt zu antworten. Ich habe mit ihr erarbeitet, dass der Jugendliche als erstes erfahren sollte, dass sie keineswegs dieser Meinung sei und sich frage, wovor er denn solche Angst habe.

Die Beispiele zeigen das gleiche Muster: Angst vor dem Fremden ist entstanden. Sie verringert sich, wenn das Fremde vernichtet wird – zunächst in der Fantasie: Zerstörerische Aggression lässt also Angst verschwinden. Das Fremde und der fremde Mensch sind faszinierend und unheimlich zugleich. Er kann die vielfältigsten Sehnsüchte, Verführungen und Fantasien auslösen, auch Furcht: Man kann sich von ihm bedroht erleben, er kann gehasst, gnadenlos verfolgt, auch getötet werden. Auf mörderische Fantasien können immer Taten folgen, wir erleben es täglich.

Wo haben Fremdenangst und Fremdenfeindlichkeit ihre Wurzeln, auf welche Weise entstehen jene, meist nicht fassbaren, irrationalen Verhaltensweisen? Ich will den drei Szenen ein eigenes Erleben hinzufügen: Ich fahre mit meiner Frau auf einem Boot in Venedig. Das Boot ist überfüllt, alle wollen zu einem Feuerwerk. Vier dunkelhäutige Männer, wahrscheinlich Nordafrikaner, mustern uns verstohlen. Das Gedränge wird immer größer. Ich spüre, wie sich jemand von hinten an mich drängt, wie eine Hand versucht, mir in die Hosentasche zu greifen und meine Geldbörse zu stehlen. Ich fasse blitzartig danach und halte den Geldbeutel fest. Kurz überlege ich, ob ich ihn meiner Frau in die Handtasche geben soll, behalte ihn aber bei mir, um nicht unnötig Aufsehen zu erregen. Als wir am Ziel sind und aussteigen wollen, stehen plötzlich jene vier dunkelhäutigen Männer vor mir und versperren mir den Weg. Ich versuche an ihnen vorbeizugehen, werde wütend und ärgerlich und gerate schließlich in Panik. Plötzlich werde ich von hinten angerempelt und falle zu Boden. Als ich nach meinem Geldbeutel greifen will, ist er weg. Ich spüre eine unbändige Wut auf jene Männer, einen bekomme ich zu fassen. Ich fordere meinen Geldbeutel zurück, doch er zuckt nur hilflos die Schultern, kann mich nicht verstehen. Als ich mich nach einem Polizisten umschaue, verschwindet der Dunkelhäutige in der Menge. Inzwischen weiß ich, dass man ein solches systematisches Bestehlen »Antanzen« nennt.

In den nächsten Tagen stelle ich fest, dass ich alle dunkelhäutigen Männer mustere und mir gleichzeitig entsprechende Vorurteile und Stereotypen durch den Kopf gehen lasse. Fortan fühle ich mich sofort bedroht, wenn ich Fremden begegne. Es ist, als litte ich an einem regelrechten Verfolgungswahn. Ich fühle, dass mein Selbstwertgefühl angekratzt wurde. Bin ich durch den – mich verstörenden – Vorfall schon zum Fremdenfeind geworden? Zumindest stellen sich zwei beunruhigende Fragen:

- Brauchen wir Feinde und Feindbilder, um unser seelisches Gleichgewicht aufrecht zu erhalten?

- Sind wir alle – zumindest zeitweise – Fremdenfeinde und fallen dann in bewusste und unbewusste archaische Denk- und Verhaltensweisen zurück?

Eine ›normale‹ Fremdenangst ist uns angeboren

Auf der ganzen Welt begegnen 6–8 Monate alte Säuglinge fremden Personen beim ersten Mal misstrauisch, ängstlich und reagieren sogar mit heftigem Schreien. Diese Phase wird auch Acht-Monats-Angst genannt. Offensichtlich suchen die Säuglinge, wenn sie sich von einer fremden Welt mit unbekannten Menschen bedroht sehen, wieder die Nähe zur Mutter. Dies kann unterschiedlich eingeschätzt werden. Zum einen gilt das ›Fremdeln‹ als ein positives Reifungszeichen: Das Kind kann jetzt die Mutter vom Fremden unterscheiden. Unsere klinischen Beobachtungen legen nahe, dass das Phänomen besonders bei Kindern auftritt, bei denen die frühen Beziehungen zur Mutter oder anderen Bezugspersonen nicht optimal gewesen sind. Entscheidend ist: Es geht nicht um erste schlechte Erfahrungen mit Fremden, sondern um die Probleme mit den frühkindlichen Bezugspersonen. Haben diese Angst bewirkt, werden sie von nun an zum Muster für die Begegnungserwartungen gegenüber allen Menschen. Der klammernde Säugling hat keine gelungene symbiotische Beziehung mit seiner Mutter erlebt, die ihm Vertrauen in die äußeren Welten und die Menschen vermittelt hätte. Urmisstrauen ist entstanden, wir können auch von einer unsicher-ambivalenten Bindungsstörung sprechen. Es ist eine der wichtigsten Feststellungen: Sichere Bindung schützt vor übermäßiger Fremdenangst. Zur Überwindung von Fremdenfeindlichkeit ist es erforderlich, die Autonomie von Kindern zu fördern und ihre Lust an der Welt zu stärken.

Wahrscheinlich gibt es für alle Verhaltensweisen eine angeborene Matrix, auch wenn sie bislang für die Fremdenangst nicht empirisch nachzuweisen war. Bei allen Menschen existieren ein prüfendes Misstrauen und normale Vorurteile gegenüber dem Fremden, auch um uns auf mögliche Gefahren vorzubereiten. Denn wie jede Angst bedeutet auch die Fremdenangst zunächst Signal und Warnung. Kennzeichen für alle ›normalen‹ Vorurteile ist allerdings die Fähigkeit, sie bei näherer Prüfung revidieren zu können.

Doch genau das können Menschen mit einem pathologischen Vorurteil nicht. Einfache kognitive Erklärungen und Überzeugungsversuche nützen darum nichts, weil sich diese Menschen mittels ihrer Projektionen stabilisieren. Ihr Vorurteil ist gleichsam der Ast, auf dem sie sitzen, und darum lassen sie nicht daran sägen.

Nach den Vorgängen in der Silvesternacht 2015/16 in Köln sind viele Menschen in Deutschland gegenüber bestimmten Ausländergruppen misstrauisch geworden, gelegentlich bis hin zur Feindseligkeit. Bei den meisten hat sich diese kollektive Ablehnung wieder zurückgebildet, bei einigen hat sie sich aber verhärtet. Die Süddeutsche Zeitung berichtete im April 2016, dass sich die Deutschen regelrecht aufrüsteten, mit Pfeffersprays, Schreckschuss- und Tränengaspistolen, wie wir das bislang nur aus den USA kannten.

Projektion und ›Stereotypen‹

Bei einer Projektion wird ein Bild auf eine ansonsten neutrale Fläche geworfen. Auch wir Menschen projizieren ohne Unterlass. Auf diese Weise können wir unsere dunklen, uns nicht bewussten und von uns nicht gelebten Anteile in andere Menschen verlagern. Personen, die eine schwächere Position einnehmen, sind dazu bestens geeignet.

In Lindau wurde ein Friedensmuseum in der Villa Lindenhof eingerichtet. Es ist ein Museum, das nicht nur ausstellt. Auch ein interaktives Forum wird angeboten. In einem so genannten Entscheidungsraum kann der Besucher zwischen einem einfachen Hocker, einem Sessel oder gar einem Königsthron wählen und überlegen, ob seine Sicht zu einem Freund- oder Feindbild führen könnte und seine Fantasien prüfen. Unterdessen können neutrale Figuren, die im Raum umherstehen, mit Stempeln bedruckt und verändert werden.

Genau das geschieht bei jeder Projektion. Ich erhöhe mich selbst, und ich kann den anderen ›abstempeln‹. Von nun an wird nicht mehr der Mensch, sondern nur noch sein Status gesehen. Viele Menschen halten verbissen an Hassobjekten fest. So kann eine Projektion seelisch entlasten. Zum einen kann ich ansonsten unausgelebten Hass befriedigen, zum andern kann ich mein Hassobjekt auch bestrafen. Diese Bestrafung hatte mein Gewissen eigentlich für mich selbst vorgesehen. Per Projektion gebe ich einem anderen Menschen die Schuld, das macht mich selbst davon frei. Jetzt kann ich den Sündenbock auch mit Recht bestrafen und das Böse mit ihm in meiner Fantasie vernichten.

Bei allen Menschen finden ständig solche ›Entlastungen‹

statt. Es verleiht Macht und bereitet Lust zu erkennen, dass ein anderer schlechter ist als man selbst, wenn das eigene Schlechte in den anderen Menschen projiziert wird. Bilickie hat den Projektionsmechanismus mit einer drastischen Metapher verbildlicht. Der Fremdenfeind wirft in einer Nacht- und Nebelaktion seinen Müll in den Garten des Nachbarn. Am nächsten Tag will er davon nichts mehr wissen, beschimpft aber diesen Nachbarn als eine Dreckssau.

Vorgefasste Meinungen über Gruppen oder Individuen werden als Stereotypen bezeichnet. Solche Meinungen sind nicht das Ergebnis einer differenzierten Beurteilung eines Phänomens, sondern entstehen als Folge einer schablonenhaften Sicht, Dinge wahrzunehmen und zu beurteilen. In der Regel sind es übertriebene Verallgemeinerungen. So neigt man in unseren Breiten etwa dazu, dunkelhäutigen Menschen Attribute der Unfreundlichkeit, Feindseligkeit und Mangel an Humor zuzuschreiben. Interessanterweise wird Mangel an Humor auch den Deutschen attestiert. Blonden werden besondere Qualitäten zugeschrieben, Gesichter mit Fältchen an den Augenwinkeln als freundlich humorvoll und leichtlebig gesehen, ältere Männer als vornehmer, verantwortlicher, gebildeter als jüngere Männer eingeschätzt und ältere Frauen sofort als mütterlich, etc. etc. Kinder bis ins dritte oder vierte Lebensjahr sind noch nicht fähig, Vorurteile zu bilden. Eindrücklich können wir beobachten: Je weiter die beurteilte Gruppe von der eigenen Gruppe entfernt ist, umso fremdartiger und bedrohlicher wird diese erlebt. Das Ganze ist jedoch komplex. Viele neigen dazu, den Islam lediglich vorurteilshaft zu sehen und generell abzulehnen. Andererseits existieren auch ganz reale Befürchtungen. Zu einer differenzierten Wahrnehmung gehört, dass wir stereotype Vorurteile von realen Ängsten trennen. Kontakte mit ausgegrenzten Minderheiten sind darum so wichtig, weil sie die Bildung von Stereotypen erschweren. Stereotype sind primitive Vorurteile, bestehend aus unbewussten Fantasien, und sagen mehr über individuelle und kollektive Wünsche und Ängste aus als über die reale Wahrnehmung. Und noch etwas anderes sagen uns diese Zusammenhänge: Das Fremde wird dann nicht mehr als Gefahr erlebt werden, wenn es uns vertraut wird. Darum ist es problematisch, wenn sich Ghettos und Parallelgesellschaften bilden, die sich von der Gesellschaft abschotten.

Fremdenfeindlichkeit kann eine Persönlichkeitsstörung sein

Wir alle können zeitweilig fremdenfeindlich werden. Bei bestimmten Persönlichkeiten ist es aber ein dauerhaftes Merkmal. Menschen, die beispielsweise antisemitischen oder fremdenfeindlichen Ideen verfallen und ›süchtig‹ nach Sündenböcken werden, sind durch zwei Hauptzüge gekennzeichnet: Zum einen zeigen sie eine Art konservative Einstellung. Obwohl sie kaum eine differenzierte gesellschaftspolitische Vorstellung ausgebildet zu haben scheinen, ist ihre Neigung zur Aufrechterhaltung eines ›Status Quo‹ unverkennbar. Das Verhältnis dieser Menschen zu gesellschaftlichen Problemen ist dadurch gekennzeichnet, dass sie die eigene ethnische oder soziale Gruppe hochschätzen, sie zu begrenzen wünschen, sie unvermischt und rein zu erhalten suchen und alles ablehnen, was anders ist.

Wie das fremdelnde Kind zur Mutter flüchtet und sich dann angstfrei fühlt, ist eine solche Regression (dieses Abwehrverhalten bedeutet einen Rückfall in kindliche Verhaltensweisen) auch bei manchen Menschen zu erkennen, wenn der Fremde in der Fantasie das Mutterland, die »reine« Heimat beschmutzt. Diese Haltung lässt sich sehr eindrucksvoll an Parteiprogrammen von rechtskonservativen Parteien erkennen. Das Fremde soll außer Landes gebracht werden. Eine heile und unberührte Welt soll entstehen – in der Familie, in der Gesellschaft und in der Kunst. Das spießige und gleichzeitig aggressive Kunstverständnis im »Dritten Reich« mit Verherrlichung von schönen, starken Menschen und der Ackerscholle war ein besonders abstoßendes Beispiel hierfür. Problematisch dabei ist, dass solche Parteiprogramme oft auf Charaktere treffen, die sich dann euphemistisch als ›Protestwähler‹ bezeichnen und ihre menschenfeindliche Haltung auf diese Weise tarnen.

Die zweite Eigenschaft ist, dass fast immer ein strenges konventionelles Gewissen vorliegt, dem sich solche Persönlichkeiten regelrecht unterwerfen. Dies verhindert Loslösung und Selbstwerdung und führt zu stereotypem Denken. Elementare Impulse, die als niedrig, destruktiv und gefährlich erscheinen, müssen verdrängt werden und können nur auf Umwegen, beispielsweise über Projektion oder eine moralische Entrüstung, ihren Ausdruck finden. Oft sind es Menschen, die sich in ihrer frühen Kindheit der Autorität in der Familie, meist dem Vater, gänzlich unterworfen hatten. In Studien zeigte sich, dass die Beziehungen zu den Eltern nicht echt und lebendig gewesen waren, sondern dass die Kindheit überwiegend von emotionaler Kälte bestimmt war. Ein derartig autoritätsgebundener Charakter reagiert konventionell und stereotyp und verachtet Mitgefühl folgerichtig als Schwäche. In der Psychoanalyse würden wir dies heute als ›Mentalisierungsstörung‹ bezeichnen. Mentalisierung ist keine angeborene Fähigkeit, sie bildet sich allmählich mit den wichtigen Bezugspersonen heraus. Menschen, die unter diesem Mangel leiden, können sich gar nicht oder kaum in andere einfühlen. Pathologischer Ausländerhass ist – ohne Einschränkung – das Merkmal einer Persönlichkeitsstörung.

Ich will an dieser Stelle den amerikanischen Psychoanalytiker Henri Parens zitieren. Ihm gelang es mit 12 Jahren, aus einem Internierungslager zu flüchten, seine ganze Familie wurde von den Nazis umgebracht. Den größten Teil seines Lebens hat er über Aggression und Destruktivität geforscht, weil er wissen wollte, warum es Fremdenfeindlichkeit und Hass auf andere gibt. Er hat festgestellt, dass sich feindselige Zerstörung dort entwickelt, wo ein Kind übermäßigen körperlichen oder seelischen Schmerz ertragen muss. Parens hat die Formel geschaffen: Übermäßige Unlust in der Kindheit, beispielsweise Misshandlungen und Vernachlässigungen, schaffen feindselige Destruktivität, die dann zum chronischen Wunsch führt, Schaden und Zerstörung anzurichten. Vernachlässigungen, Traumata, Körperstrafen, Beschämungen und Erniedrigungen lassen besonders starke Feindseligkeiten in einem Kind entstehen.

Bösartige Vorurteile und Projektionen können immer seelisch entlasten. Solche Prozesse bereiten Lust und erzeugen Machtgefühle. In der neueren Zeit gab es erschreckende Beispiele für mörderischen Ausländerhass. Die sogenannte NSU, das Trio Böhnhardt, Mundlos und Zschäpe, mordete zehn Menschen aus einem pathologischen ›Nationalgefühl‹ heraus. Beim Studium ihrer Lebensgeschichten fällt auf, dass die Adoleszenz bei allen dreien eine entscheidende Schaltstelle für ihren destruktiven Ausländerhass bedeutete. In der Adoleszenz entwickelt sich die Identität. Es verfestigen sich aber auch Persönlichkeitsstörungen. Bei allen dreien ist von einer dissozialen Persönlichkeitsstörung mit Neigung zu zerstörerischen Exzessen auszugehen.

Im Jahr 2011 hatte Anders Behring Breivik in Oslo acht Menschen mit einer Bombe getötet und auf der Insel Utoya 69 Jugendliche erschossen, um mit seinen wirren nationalen Fantasien und seiner Partei »Nordischer Staat« Aufsehen zu erregen. Sein Vater hatte die Familie kurz nach der Geburt des Jungen verlassen. Der Sohn war der Mutter erkennbar lästig. Schon in seinem ersten Lebensjahr äußerte sie, dass mit ihm etwas nicht stimmte. Er klammerte stark und weinte viel, war launisch und neigte zu Wutausbrüchen. Am liebsten wäre sie ihn losgeworden, klagte sie. Später wollte sie ihre beiden Kinder zur Adoption freigeben, sie wünschte beide »zum Teufel«. Breivik wurde schon als vierjähriges Kind wegen seiner Auffälligkeiten in einer psychiatrischen Tagesklinik untersucht: Er sei extrem unfähig, sich im Spiel einzuleben, mache nicht bei den Spielen anderer mit. Rollenspiele seien ihm fremd. Es fehle ihm an Spontaneität, Bewegungsdrang, Fantasie und Empathie. Ferner wurde festgestellt, dass der Mutter jede Form von menschlicher Nähe Angst mache. Schon diese wenigen diagnostischen Überlegungen lassen erkennen, dass Breivik kaum zu emotionalem Empfinden und zur Einfühlung in andere Menschen fähig war. Er war ein vaterloses, von der Mutter ungeliebtes Kind und entwickelte sich konsequent zu einem gefühllosen Psychopathen mit wirren Erlösungsfantasien. In dem Buch ›Einer von uns‹ von Asne Seierstad wird das Leben des Anders Breivik nacherzählt. Die kruden Fantasien eines Menschen, der die Welt konsequent in Gut und Böse aufspaltet und schließlich das vermeintlich Böse vernichten will, werden in erschreckender Weise offenkundig: Mit dem grauenhaften Massaker auf der Insel Utoya hat Breivik die Unlust seiner frühen Kindheit in mörderische Destruktivität verwandelt und sich kurzzeitig von seelischen Spannungen befreit.

Veränderungen in der Gesellschaft

In verschiedenen Untersuchungen wurde festgestellt, dass ein rapider gesellschaftlicher Wandel und die daher rührenden Verunsicherungen und Verluste der Orientierung regelrecht zu autoritären Denkstrukturen führen können. Eine deprimierende Realität, Sinnverlust, Arbeitslosigkeit und Ohnmachtsgefühle können Angst, Projektionen und mithin auch Fremdenfeindlichkeit nach sich ziehen. In den Jahren 2015 und 2016 konnten wir einen solchen Gesinnungswandel vor allem in den neuen Bundesländern feststellen.

Bereits 1992 zeigte eine Studie von Weiß über die Jugendlichen in Sachsen, dass höhere Bildung besser vor rechtsradikalem Gedankengut schützt. Die Anfälligkeit für rechtsradikale Denkmuster nimmt offensichtlich dort zu, wo die Angst vorherrscht, den Ausbildungsplatz zu verlieren oder nach der Lehre keinen Arbeitsplatz zu finden. Perspektivlosigkeit und äußere Bedrohungen verstärken die Tendenz, in Minderheiten zu projizieren. Auch der Einfluss des Geschlechts war in dieser Studie offenkundig: Der Anteil der 16-jährigen Jungen, die mit Rechtsradikalen sympathisierten, war mit 24 % hochsignifikant höher als der Anteil der gleichaltrigen Mädchen mit nur 9 %. Mädchen sind empathischer und zeigen mehr Mitgefühl als Jungen, die zudem aggressiver sind und zu zerstörerischem Handeln neigen.

Aggressive Projektion kann sich auch dadurch ausdrücken, dass die Projektion sich bei ›Verblassen eines Hassobjektes‹ einen neuen attraktiveren Feind sucht und diesen sozusagen als Ersatz benutzt. Der Psychoanalytiker Horst Eberhard Richter hat einen solchen Wandel von Feindbildern ausführlich erforscht und beschrieben. Ich bin überzeugt, dass die Flüchtlinge nach dem Zweiten Weltkrieg übergangslos zu den neuen Hassobjekten geworden waren. Mit Kriegsende waren Fremdenhass, Antisemitismus und Vernichtungswünsche gegenüber vermeintlich Schwachen keineswegs verschwunden. Weil eine Verfolgung von Juden und anderen Fremden vorerst nicht möglich war, füllten die neuen Fremden das entstandene Vakuum für Hass und Ablehnung rasch auf. Da die meisten von ihnen aus dem Osten kamen, konnten sie unvermittelt zu den neuen Untermenschen werden – sie wurden zum ›Flüchtlingspack‹.

Es ist jedoch falsch und zudem gefährlich, bei Fremdenfeindlichkeit lediglich an rechtsradikale Gewalttäter aus der Unterschicht zu denken. Prototypisch verkörpert ihn wohl ein 33-jähriger Berliner, mit tätowierten Fingern und kurz geschorenem Haar. In einer Berliner S-Bahn grölte er Nazilieder, schrie vom Vergasen und Verbrennen und versuchte auf eine Migrantenfamilie zu urinieren. Denken wir an Ausländerfeinde, so entstehen vor unseren Augen meist ähnliche Bilder dumpfbackiger Skinheads und angetrunkener Brutalos. Solche Vorstellungen können letztendlich auch vereinfachende Stereotypen sein. Es gibt genügend Beispiele von führenden Politikern des »Dritten Reiches«, die weniger von fremdenfeindlichen Ideologien erfasst schienen, etwa Baldur von Schirach und Alfred Speer. Ihnen gelang es wahrscheinlich, das Verbrecherische der faschistischen Ideologien einfach auszublenden, um ungehindert Karriere zu machen. Untersuchungen über Jugendliche in den alten Bundesländern zeigen, beispielsweise die Tübinger Untersuchung von Held und anderen, dass vor allem nicht benachteiligte Jugendliche eher bereit waren, rechte Positionen zu vertreten. Darum will ich die beiden Hauptdarsteller eines Theaterstückes von Max Frisch in Erinnerung rufen: Ein verengter Blick auf den Brandstifter führt leicht dazu, den ebenso gefährlichen Biedermann zu übersehen.

Verführungen und Manipulationen

Zu allen Zeiten haben radikale Parteien solche Mechanismen erkannt. Um Wähler zu gewinnen, nutzen sie geschickt vorhandene Ressentiments und verstärken sie mittels emotionaler Floskeln. Genutzt wird auch die Sehnsucht nach einem starken Vater, gerade von Diktatoren in aller Welt. In einer Studie der Universität Leipzig wurde festgestellt, dass sich jeder zehnte Deutsche einen Führer wünscht, der das Land mit starker Hand regiert. Am Beispiel der AfD lässt sich aufzeigen, wie immer neue Feindbilder aufgebaut werden, um unzufriedene Wähler anzulocken. Begonnen hat sie als neoliberale Wirtschaftspartei, die Europa und dem Euro kritisch gegenüberstand. Im Verlauf der Flüchtlingskrise wandelte sie sich unverkennbar zu einer ausländerfeindlichen Partei, die aus der anwachsenden Feindseligkeit der Bevölkerung gegenüber Flüchtlingen Kapital schlug. Als nicht mehr so viele Flüchtlinge nach Deutschland kamen, wurde flugs ein neues Parteiprogramm entwickelt. Von nun an sollten vorrangig Zuwanderung und ›der Islam‹ bekämpft werden. So gut wie nie gibt es hilfreiche Betrachtungen, werden rationale Begründungen oder gar Lösungsmöglichkeiten für drängende Zeitfragen genannt. Lediglich immer neue irrationale Ängste werden geschürt und Vorurteile verstärkt.

Ein Beispiel: Ein Professor für Wirtschaftswissenschaften wird zum ›Hoffnungsträger‹ aufgebaut. Offensichtlich soll er auch Wähler aus der Mitte für sich gewinnen, er äußert keine direkten ausländerfeindlichen Parolen. Aber er sagt, dass er sich eine andere Republik wünsche – »weg vom links-rot-grün-verseuchten, man könnte auch sagen, leicht ›versifften‹ Achtundsechziger-Deutschland«. Sein Ziel ist – wieder einmal – das ›reine Deutschland‹, und er baut dabei auf Spaltung und spielt mit negativen Assoziationen. Denkt die Mehrzahl der Deutschen unbefangen an die Achtundsechziger Bewegung, so fallen ihnen vielleicht Schlagworte wie mehr Demokratie, Mitbestimmung, Auflösung von erstarrten Strukturen ein. Wenn aber von einem »versifften« Deutschland gesprochen wird, lenkt der Redner die Assoziationen geschickt auf Chaos, Strukturlosigkeit, Auflösung und vielleicht sogar auf die RAF. Ohne dass sie es bewusst wahrnehmen, können Wählerinnen und Wähler mittels solcher ›Rattenfänger-Methoden‹ zu einer Politik voller Vorurteile und Projektionen verführt und hingeführt werden – zu allen Zeiten waren es ähnliche Manipulationen.

Ängste vor dem Fremden sind uns wahrscheinlich angeboren. Unter der Wirkung äußerer Einflüsse können sie kurzzeitig stärker werden, sie werden sich aber wieder zurückbilden – wie jede Furcht. Ist es zu schwerwiegenden Störungen während der Kindheitsentwicklung gekommen, können Persönlichkeitsstörungen entstehen. Ausländerfeindlichkeit kann dann ein wesentlicher und dauerhafter Bestandteil der Psyche sein. Werden Menschen allein wegen ihrer Zugehörigkeit zu einer bestimmten Rasse oder wegen ihrer Herkunft abgelehnt oder verfolgt, sprechen wir von Rassismus. Damit aus Fantasien Taten werden, braucht es noch andere Phänomene, etwa den Zeitgeist, die Zugehörigkeit zu bestimmten Gruppierungen, dissoziale Entwicklungen mit Neigung zu Gewalttaten.

Menschen, die andere ablehnen und bis zur Vernichtung bekämpfen, spalten die Welt in einen guten und einen bösen Bereich. Sie projizieren eigene negative Anteile auf andere und machen sie so zu den Bösen. Minderheiten, die mittels einer Vorurteilsbrille stereotyp wahrgenommen werden, eignen sich dazu hervorragend. Habe ich das Böse auf den anderen verlagert, dann bin ich der Gute und der andere der Schlechte. Weil Spaltungen und Projektionen unbewusst und daher unbekannt ablaufen, sind sie so gefährlich. Der Fremde verschmutzt durch sein Eindringen die »reine Idylle der Heimat«, das Mutter- und Vaterland, die Nation (Marianne Leuzinger-Bohleber 2015).

Eine weitere archaische Fantasie beruht auf dem frühen Geschwisterneid: Der Fremde wird als gefräßiger, gieriger Eindringling erlebt, der Arbeitsplätze, Wohlstand und Sozialsysteme an sich reißt. Den Vertriebenen nach dem Zweiten Weltkrieg wurde der Lastenausgleich missgönnt. Die heutigen Flüchtlinge bekommen immer mehr als die normalen Bürger, die sich hierfür anstrengen müssen. Sie besitzen die teuersten elektronischen Geräte und müssen nichts arbeiten – das wird allerorts behauptet.

Der unerbittliche Wunsch, eine reine Welt herzustellen, hat viel Elend über die Welt gebracht. Ein wichtiges Ziel muss daher sein, das Fremde kennenzulernen und Integration anzustreben. Wird dies umzusetzen versucht, werden diese Menschen häufig wieder mit Spaltung bedacht und als »Gutmenschen« diskriminiert.

Die Entwicklung von uns allen verläuft nicht ideal, und darum besteht bei allen Menschen in entsprechenden Situationen eine Neigung zum Rückfall in längst überwunden geglaubte Entwicklungsstadien. Unter dem Einfluss äußerer Bedrohungen können alle Menschen gelegentlich fremdenfeindliche Fantasien entwickeln. Kennzeichen eines einigermaßen stabilen Selbst ist es, nach entsprechender Prüfung die Wirklichkeit wieder angemessen erkennen zu können. Eine Atmosphäre von Verlässlichkeit und von emotionaler Wärme schafft in der Kindheit ein Grundvertrauen in andere Menschen und in sich selbst. Damit wird die Anfälligkeit für Schuldprojektionen und von Vorurteilen deutlich herabgesetzt. Rassismus und Fremdenfeindlichkeit führen zu einer kurzzeitigen individuellen und kollektiven Stärkung des Ichs. Wessen Selbstwertgefühl gestört ist, dem tut es gut, zu einer Gruppe von vermeintlich nur Guten zu gehören, und der ist stolz darauf, Deutscher zu sein. Wenn jene Menschen andere Menschen damit nicht diskriminieren, schadet das nicht. Denn so wie es ein normales Misstrauen Fremden gegenüber gibt und im Extremfall einen pathologischen Fremdenhass, so kann es auch eine normale Zuneigung zur eigenen Nation geben und einen gefährlichen, übersteigerten Nationalismus. Vielleicht sind in der Vergangenheit gelegentlich auch normale Gefühle von Liebe zur Heimat und zum eigenen Land herabgesetzt worden.

Können uns Kenntnisse über psychologische Funktionen dabei helfen, Konflikte besser zu bewältigen? Eine Psychotherapie kann im Einzelfall ein hilfreicher Prozess sein. Doch wie können Umstrukturierungen und Lernvorgänge bei größeren Gruppen eingeleitet werden? Der Psychoanalytiker Horst Eberhard Richter hat empirisch festgestellt, dass kritische Erinnerung und Aufarbeitung der Vergangenheit sehr deutlich mit sozialer Offenheit, der Fähigkeit zu vertrauen, mit der Neigung zum sozialen Mitfühlen und einer Absage an nationalen Vorurteilen übereinstimmen.

Wir alle können vom Virus Fremdenfeindlichkeit befallen sein, und manchen von uns geht es vielleicht bei der Konfrontation mit rechtsradikalen Jugendlichen, mit Skinheads oder mit faschistischen Politikern ähnlich, wie es anderen mit den Ausländern geht: Wir begegnen unserem eigenen Schatten, den wir dann zu bekämpfen suchen. Eine Aufklärung über solche Zusammenhänge sollte schon in der Grundschule beginnen, denn Neigungen zu Vorurteilen sollten frühzeitig verringert werden. Hierfür sollten Lerneinheiten entwickelt werden.

An der Bereitschaft, Ausländer abzulehnen und zu bekämpfen, verändern kognitive Einsichten leider nur wenig. Offensichtlich schützen auch eigene leidvolle Erfahrungen nicht, denn die unbewussten Motive scheinen davon nicht ausreichend verändert zu werden. Wir müssen feststellen, dass sich vor allem in Ländern der ehemaligen DDR rechtsradikale Gruppierungen gebildet haben und Gräueltaten gegenüber Flüchtlingen und Einrichtungen geschehen sind. Das sind jene, die noch vor wenigen Jahren selbst bedroht waren, auf der Flucht an der Grenze erschossen zu werden. Auch war festzustellen, dass die AFD vor allem dort, wo ehemalige Russlanddeutsche leben, gewählt wurde. Diese sehen sich von den Flüchtlingen und einer Politik von Willkommenskultur bedroht und fühlen sich von den Parolen der ausländerfeindlichen ›Aktion für Deutschland‹ in ihren Ängsten gesehen und unterstützt. Beunruhigend ist zudem, dass der Anteil der AFD-Wähler bei den Gewerkschaftlern größer ist als bei der Durchschnittsbevölkerung, denn gerade dort wird Solidarität erwartet.

Langfristig hilft nur eine einfühlende Erziehung, wie sie Henri Parens fordert: »Je vernünftiger, aufmerksamer, respektvoller die Erziehung, desto geringer die Wahrscheinlichkeit eines Aufstaus an Feindseligkeit und desto größer das Wohlbefinden eines Kindes […] Wir können es von unseren Kindern fordern, dass sie gegenüber anderen und unserer Welt vernünftig, aufmerksam, respekt- und rücksichtsvoll werden.«

LITERATUR

Bilickie, J. S. (1993): Der rechtsradikale Gewalttäter. Hamburg: Rasch und Röhring, S. 93

Bode, S. (2011): Die vergessene Generation. Die Kriegskinder brechen ihr Schweigen. Stuttgart: Klett-Cotta, 8. Auflage, S. 244

Charlier, C. (2008): Macht und Ohnmacht. Religiöse Tradition und die Sozialisation des muslimischen Mannes. In: Dammasch, F. (Hg.) (2008), Jungen in der Krise. Das schwache Geschlecht. Frankfurt am Main: Brandes & Apsel, S. 166, S. 175

Charlier, C. (2016): Psychische Konflikte der Postmigranten-Generation. In: Dammasch, F. und Burkhardt-Mußmann, C. (2016), Migration, Flucht und Kindesentwicklung. Das Fremde zwischen Angst, Trauma und Neugier. Frankfurt am Main: Brandes & Apsel, S. 174 f.

Dammasch, F. (2008): Die Angst des Jungen vor der Weiblichkeit. Gedanken zu den Klippen männlicher Identitätsbildung. In: Dammasch, F.; Metzger, H.-G.; Teising, M. (Hg.), Männliche Identität. Psychoanalytische Erkundungen. Frankfurt am Main: Brandes & Apsel, S. 19

Dammasch, F.: Einleitung (2016). In: Dammasch, F. und Burkhardt-Mußmann, C. (2016), Migration, Flucht und Kindesentwicklung. Das Fremde zwischen Angst, Trauma und Neugier. Frankfurt am Main: Brandes & Apsel, S. 13

Dilling, H. et al. (2015): Internationale Klassifikation psychischer Störungen. Göttingen: Hogrefe

Erdheim, M. (2016): Migration, Trauma und die soziokulturelle Integration von Flüchtlingen. In: Dammasch, F. und Burkhardt-Mußmann, C. (2016), Migration, Flucht und Kindesentwicklung. Das Fremde zwischen Angst, Trauma und Neugier. Frankfurt am Main: Brandes & Apsel, S. 139, S. 147

Ermann, M.: Verdeckte Spuren der deutschen Geschichte. Kriegskinder und ihre Kinder – ein ungewolltes Erbe. Forum der Psychoanalyse 26 (2010), S. 335 – 350

Ferenczi, S. (1913): Ein kleiner Hahnemann. In: Schriften zur Psychoanalyse Bd. I. Frankfurt am Main: S. Fischer Verlag, 1970

Heinemann, E. (2008): Männlichkeit und Gewalt. Psychoanalytische Gespräche in einer Justizvollzugsanstalt. Stuttgart: Verlag W. Kohlhammer

Flaherty, Robert: Nanook, der Eskimo, https://de.wikipedia.org/wiki/Dokumentarfilm \o Dokumentarfilm

Genfer Flüchtlingskonvention: http://www.unher.de/mandat/genfer-fluechtlingskonvention.html

Held, J.; Horn, H.; Leiprecht, R.; Marvakis, A. (1992): Du musst so handeln, dass Du Gewinn machst. Päd extra, 5, S. 4 – 15

Hopf, H. (2014a): Angststörungen bei Kindern und Jugendlichen. Diagnostik, Indikation, Behandlung. Frankfurt am Main: Brandes & Apsel, 3. Auflage

Hopf, H. (2014b): Schulangst und Schulphobie. Wege zum Verständnis und zur Bewältigung. Hilfen für Eltern und Lehrer. Frankfurt am Main: Brandes & Apsel

Hopf, H. (2015): Wenn Kinder krank werden. Eine kleine Psychosomatik von Husten, Schnupfen, Heiserkeit. Frankfurt am Main: Mabuse, 2. Auflage

Hopf, H. (2015): Die Psychoanalyse des Jungen. Stuttgart: Klett-Cotta, 2. Auflage

Kluge, A.; Schamoni, P. (1961): Brutalität in Stein. Deutscher Dokumentarfilm

Kossert, A. (2008): Kalte Heimat. Die Geschichte der deutschen Vertriebenen nach 1945. München: Siedler Verlag, S. 34; S. 71 f.; S. 78; S. 349

Künzel, J. (2013): Der Lehrer als Regisseur. Psychologie Heute, September 2013, S. 34 – 39

Leuzinger-Bohleber, M. (2015): Vorwort. In: Burkhardt-Mußmann, C. (2015), Räume, die Halt geben. Psychoanalytische Frühprävention mit Migrantinnen und ihren Kleinkindern. Frankfurt am Main: Brandes & Apsel, S. 11

Leuzinger-Bohleber, M. (2016): Einleitung. In: Leuzinger-Bohleber, M.,

Lebiger-Vogel, J. (Hg.) (2016), Migration, frühe Elternschaft und die Weitergabe von Traumatisierungen. Das Integrationsprojekt »ERSTE SCHRITTE«. Stuttgart: Klett-Cotta, S. 15

Leuzinger-Bohleber, M. und Rickmeyer, C. (2016): Die Neurobiologie der frühen Elternschaft. In: Leuzinger-Bohleber, M., Lebiger-Vogel, J. (Hg.) (2016), Migration, frühe Elternschaft und die Weitergabe von Traumatisierungen. Das Integrationsprojekt »ERSTE SCHRITTE«. Stuttgart: Klett-Cotta, S. 98

Maercker, A. (2015): »Ein völlig anderer Mensch«. Die Psychologie des Traumas. Dr. med. Mabuse, Nr. 213, S. 25, S. 27

Mayer, R. (2004): Vom Reichsarbeitsdienst-Lager zum Flüchtlingslager. In: Mayer, R.; Roller, H.; Mantel, S. (Hg.): Ebalihbechin – Ebilbah. 1200 Jahre Ebelsbach. Ein Dorf als Heimat und seine Entwicklung im Spiegel der Geschichte. Band 1, Ebelsbach 2004, S. 445 – 472

Menninghaus, W. (1999): Ekel. Theorie und Geschichte einer starken Empfindung. Frankfurt am Main: Suhrkamp Verlag

Meurs, P. (2016): Vorwort. In: Leuzinger-Bohleber, M., Lebiger-Vogel, J. (Hrsg.) (2016), Migration, frühe Elternschaft und die Weitergabe von Traumatisierungen. Das Integrationsprojekt »ERSTE SCHRITTE«. Stuttgart: Klett-Cotta, S. 7

Müller, K. E. (2001): Schamanismus. Heiler, Geister, Rituale. München: C. H. Beck

Oliner, M. M. (2015): Psychische Realität im Kontext. Reflexionen über Trauma, Psychoanalyse und die persönliche Geschichte. Frankfurt am Main: Brandes & Apsel, S. 13

Parens, H. (2007): Heilen nach dem Holocaust. Erinnerungen eines Psychoanalytikers. Weinheim und Basel: Beltz, S. 127, S. 264

Pattis-Zoja, E. (2016): Nach Massengewalt und Vertreibung: Der symbolische Spielraum als sicherer Ort, an dem Bindung wieder entstehen kann. In: Brisch, K. H. (Hg.), Bindung und Migration. Stuttgart: Klett-Cotta, S. 116 f.

Radebold, H. (2000): Abwesende Väter. Folgen der Kriegskindheit in Psychoanalysen. Göttingen: Vandenhoeck & Ruprecht

Radebold, H. (2005): Die dunklen Schatten unserer Vergangenheit. Stuttgart: Klett-Cotta, S. 47

Radebold, H. (2010): Abwesende Väter und Kriegskindheit. Alte Verletzungen bewältigen. Stuttgart: Klett-Cotta

Radebold, H. (2015): Spurensuche eines Kriegskindes. Stuttgart: Klett-Cotta

Richter, H.E. (1993): Selbstkritik und Versöhnungsfähigkeit. Psyche 27, S. 397–405

Seierstad, A. (2016): Einer von uns. Die Geschichte eines Massenmörders. Zürich, Berlin: Kein & Aber, S. 23 f.

Simmel., E. (1993) (Hg.): Antisemitismus. Frankfurt am Main: Fischer Taschenbuch

Türcke, C. (2012): Hyperaktiv! Kritik der Aufmerksamkeitskultur. München: C. H. Beck, S. 79 f.

Türcke, C. (2016): Lehrerdämmerung. Was die neue Lernkultur in den Schulen anrichtet. München: C. H. Beck, S. 106

van der Kolk, Bessel (2016): Verkörperter Schrecken. Traumaspuren in Gehirn, Geist und Körper und wie man sie heilen kann. Lichtenau: G. P. Probst Verlag, 2. Auflage, S. 62, S. 82, S. 88 f.

Weiß, R. H. (1993): Sächsische Jugendstudie 1992. Unveröffentlichtes Manuskript

Winnicott, D. W. (1973): Vom Spiel zur Kreativität. Stuttgart: Ernst Klett, S. 10 f.

Einige Bücher haben sich sehr sorgfältig mit der Flüchtlingsthematik beschäftigt, drei davon will ich empfehlen:

Burkhardt-Mußmann, C. (Hg.) (2015): Räume, die Halt geben. Psychoanalytische Frühprävention mit Migrantinnen und ihren Kleinkindern. Frankfurt am Main: Brandes & Apsel

Burkhardt-Mußmann, C.; Dammasch, F. (2016) (Hg.): Migration, Flucht und Kindesentwicklung. Frankfurt am Main: Brandes & Apsel

Leuzinger-Bohleber, M.; Lebiger-Vogel, J. (Hg.) (2016): Migration, frühe Elternschaft und die Weitergabe von Traumatisierungen. Stuttgart: Klett-Cotta